AF390005

TRAITÉ

DES FIÈVRES.

TRAITÉ

DES FIÈVRES,

MÉMOIRE qni a remporté le premier prix d'émulation de la Société de Médecine de Lyon, en séance publique.

En réponse à cette question, qu'elle avait mise au concours :

Des Fièvres tant rémittentes qu'intermittentes et continues, qui surviennent à la suite des couches.

Par BERDOTE-DORSAY,

Ancien Chirurgien interne de l'infirmerie royale de Versailles Licencié de l'Ecole spéciale de Médecine de Strasbourg, Docteur de Montpellier, associé et membre correspondant de plusieurs Sociétés savantes et médicales, Médecin à Lyon.

Ne quidquam pro vero ideo recipiamus quia receptum est, sed experimenta acquiramus quæ fidem nostris opinionibns faciant.

Haller, Element. Physiol. Lib. 3, Sect. 2, t. 1, p. 204.

A PARIS,

Chez ALLUT, Imprimeur-Libraire, rue de l'Ecole de Médecine, N°. 6, vis-à-vis Saint-Côme.

1811.

INTRODUCTION.

L E s maladies des nouvelles accouchées
ont reçu des médecins une dénomination
trop générale. On ne peut comprendre,
sous le nom de *puerpérales*, les diverses
fièvres qui surviennent à la suite de l'enfantement. Faute d'observations judicieuses,
et en s'abstenant de donner aux maladies le
nom qui leur est propre , tant en raison
de leur caractère principal , qu'aux symptômes particuliers qui les font reconnaître,
l'objet essentiel laisse encore une lacune
à remplir dans cette partie importante de
l'art de guérir.

Dans beaucoup d'autres affections on a
multiplié à l'infini les genres et les espèces ;
dans celle-ci, au contraire, on n'a voulu
qu'un même nom pour désigner des ma-

ladies différentes ; de là, les sentimens par-
tagés des auteurs. Ceux - ci ont regardé
toutes les maladies aiguës des nouvelles
accouchées, comme étant absolument sthé-
niques ; d'autres les ont désignées comme
possédant un caractère égal d'adynamie et
d'asthénie.

Il suffit de remarquer l'existence trop
prouvée de ces divers sentimens, pour sentir
combien il serait utile d'obvier aux inconvéniens qui résultent de cette incohérence
d'aperçu, en raison du traitement incertain
qui en est la conséquence naturelle, et de
poser des principes tellement justes, qu'une
définition complète et régulière des diverses
fièvres des nouvelles accouchées fasse disparaître ces opinions dissemblables sur l'existence multiforme de la fièvre puerpérale.

Ce n'est pas que nous n'ayons beaucoup
de faits qui tendent à prouver que les observateurs ont également vu juste, lorsqu'ils
ont décrit des symptômes différens d'une

maladie à laquelle ils donnaient le même
nom ; la diversité des circonstances en était
la seule cause ; ce qui devait les convaincre
que cette affection ne possède point un caractère unique et qui puisse être constamment apprécié.

Les suites de l'enfantement présentent des
maladies bénignes et des affections graves,
des fièvres dont les accès sont de courte
durée et la guérison prompte, d'autres dont
les accidens formidables sont rapidement
suivis de la mort, des symptômes de sthénie
et d'asthénie, d'ataxie et d'adynamie, accompagnées d'anomalies nerveuses.

Il convient donc de chercher à distinguer
avec soin toutes les maladies qui surviennent
après l'enfantement, et de faire en quelque
sorte un être morbifique à part de la femme
en couche, en raison de ce qui lui est particulier dans cet état.

L'accouchement ne doit être considéré que
comme une fonction naturelle, qui n'est su-

jette par elle-même qu'à deux inconvéniens, savoir; l'inflammation de la matrice par suite d'une cause mécanique, et à la rétention du placenta; ce qui forme naturellement deux maladies dépendantes de l'accouchement , et que je désigne sous le nom de *fièvre puer-pérale accidentelle ;* et l'autre, sous celui de *puerpérale par rétention.* Les autres fièvres seront classées dans leur ordre naturel , et désignées , d'après les nosographistes , avec leurs symptômes concomitans, en observant seulement les diverses modifications que leur inspire l'état particulier de ces malades. Ceci nous conduit à une dénégation absolue de l'existence d'une fièvre particulière aux ac-couchées , quoiqu'il y ait beaucoup d'hypo-thèses autorisées de l'autopsie cadavérique , que l'on a successivement émises sur sa na-ture. Les uns ont prétendu qu'elle devait sa naissance à l'inflammation du péritoine , d'autres à celle de l'épiploon de la matrice ou à une métastase laiteuse. D'un côté, il n'existe aucun rapport entre cette phlogose et la maladie, celle-ci étant ordinairement peu intense, et l'humeur épanchée étant par fois très-considérable; de l'autre, il résulte des recherches cadavériques, que l'inflammation primitive de ces parties ne fournit ni l'épanchement, ni les bandes membraniformes que l'on rencontre dans la prétendue fièvre puerpérale; enfin cette maladie contre-indique presque toujours le traitement antiphlogistique.

L'inflammation de l'utérus, l'autopsie suffit seule pour éloigner cette hypothèse. Dans le plus grand nombre de cas, l'utérus n'offre aucune trace de phlogose; mais, comme je l'observe dans ma classification, il se déclare quelquefois chez les femmes en couche une véritable métrite, dont plusieurs auteurs font mention; or, cette maladie est toujours la suite d'un accouchement pénible, laborieux, contre nature; tandis qu'il est bon d'observer que la fièvre désignée sous le nom de *puerpérale*, succède à des accouchemens heureux, faciles et d'une courte durée. On l'attribue aussi à la métastase lochiale ou laiteuse, et on appuie principalement cette assertion sur l'affaissement des seins et la suppression des vidanges, sur la nature de l'humeur qui s'épanche dans la cavité de l'abdomen, sans faire attention que ces suppressions ne sont que la suite naturelle du spasme que la fièvre occasionne, et que si la métastase laiteuse produisait des fièvres, elles seraient toujours similaires, puisqu'elles proviendraient d'une cause unique ; ses phénomènes seraient aussi les mêmes, en raison de ce qu'ils naîtraient d'un même principe.

Si la fièvre d'enfantement était produite par la suppression de la matière laiteuse, elle devrait commencer à l'époque où la fièvre sécrétoire se termine ; le contraire est démontré. La prétendue fièvre unique commence souvent quelques heures après l'accouchement, d'autres fois, un peu plus tard; ce qui doit convaincre que la matière laiteuse n'en est nullement la cause, puisqu'il faut de toute nécessité qu'il y ait sécrétion ou exudation, pour que la métastase s'opère. En outre, l'analyse chimique n'a rencontré dans les humeurs épanchées qu'un principe analogue à l'un des élémens du lait, savoir, l'albumine. D'autre part, on trouve une liqueur semblable dans le cadavre des personnes qui ont succombé à une maladie tout-à-fait étrangère à une affection laiteuse.

Il ne peut suffire aux praticiens, qu'on propose une même voie curatoire pour des affections dissemblables. Si Doulcet a obtenu de grands succès par les moyens qu'il a mis en usage à l'Hôtel-Dieu de Paris, c'est seulement dans un cas particulier; ce qui ne peut servir de règle générale. On sait que la maladie qui régnait alors à Paris, en 1782, n'était autre que la fièvre des hôpitaux, et qu'elle ne provenait nullement de l'accouchement ; seulement celui-ci était la cause prédisposante par la facilité qu'ont les nouvelles accouchées à recevoir les impressions épidémiques ; or, une maladie qui est occasionnée par les miasmes des salles, par l'action du froid, par les impressions fâcheuses de l'esprit, la malpropreté et la misère, ne peut pas s'attribuer proprement à l'enfantement.

S'il était vrai qu'il existât une fièvre particulière aux femmes en couche, nous connaîtrions parfaitement sa marche ; l'accouchement ayant lieu à chaque instant du jour, il aurait été facile d'en étudier le caractère, et de nous donner, sur ses phénomènes, des détails d'autant plus exacts, que l'occasion de les voir et de les distinguer s'en serait présentée plus souvent. Loin de là : les opinions des auteurs sont tellement divergentes sur cet objet, qu'ils n'ont rien dit qui puisse faire distinguer l'erreur de la vérité.

Les femmes en couche éprouvent, comme les autres individus, les maladies avec leur caractère sensible ; mais elles sont en outre dans un état qui en multiplie les symptômes, en les aggravant. Les suppressions lochiales et laiteuses sont des accidens graves qui en changent la face, et font souvent d'une fièvre bénigne, due à l'impression du froid ou à des erreurs dans le régime, une maladie mortelle par ces complications. Nous avons observé que nous reconnaissions deux maladies inhérentes à l'accouchement, savoir ; la fièvre puerpérale accidentelle, et la puerpérale par rétention ; nous allons maintenant désigner, pour répondre à la question proposée par la société, celles qui nous paraissent se rencontrer le plus souvent à la suite de l'enfantement. La première et l'invariable, c'est la sécrétoire laiteuse ; les autres, qui ont été confondues sous le nom de *puerpérales*, sont, les rémittente adynamique, rémittente ataxique, rémittente éruptive miliaire, rémittente lente nerveuse,

l'inflammatoire pleurétique, l'inflammatoire
ou métrite, l'intermittente quotidienne ; et
nous traiterons des autres intermittentes
d'une manière générale.

TRAITÉ

DES FIÈVRES.

De la fièvre puerpérale , accidentelle,
continue ou métrite.

Dans l'introduction de notre ouvrage nous avons regardé l'accouchement comme une fonction naturelle ; ce qui a précédé l'enfantement a été considéré comme produisant les accidens qui surviennent après la délivrance : nous allons maintenant énumérer ceux qui sont immédiatement liés au seul acte de l'accouchement.

Le nom de fièvre puerpérale ne doit appartenir qu'aux désordres qui surviennent dans l'acte de l'accouchement, comme le désigne celui qu'on lui donne ici. Ce serait s'abuser étrangement que de vouloir l'appliquer à toutes les maladies qui naissent après la délivrance, comme on l'a fait jusqu'à ce jour; les intercurrentes de la petite-vérole et autres maladies contagieuses deviendraient ses adjectives. Certains nomenclateurs, pour faire de cette maladie un être général, ont établi son siége dans le cerveau, dans la poitrine et au foie, toutes affections qui peuvent bien se développer à la suite des couches, mais qui en sont tout-à-fait indépendantes. La fièvre, qui survient en raison de l'inflammation de la matrice, est très-vive et semblable à celle que procure l'inflammation des viscères; la matrice est excessivement douloureuse, tuméfiée, et présente une circonscription sphérique; l'épigastre est tendu; il acquiert assez promptement un volume considérable. Dans les premiers jours le pouls est haut, la fièvre forte, les pulsations fréquentes, les urines rouges, la langue sèche et brûlante, la soif inextinguible. Les malades éprouvent une grande pesanteur au bas-ventre, des difficultés d'uriner et d'aller à la selle. La matrice procure à l'intestin rectum et à la vessie, avec lesquels elle est en contact, certain degré de son inflammation, qui se propage fréquemment et par sympathie au tube intestinal, à l'omentum et à l'estomac, ce qui donne lieu au hoquet et au vomissement. L'état douloureux de la matrice est porté à un degré extrême; si l'on met le doigt entre les grandes lèvres, on l'excite à un point surprenant; la moindre pression sur ces parties produit le même résultat. Ces malades ne peuvent supporter le poids des couvertures; la douleur est beaucoup plus vive dans la région hypogastrique que dans les parties supérieures.

Lorsque tout le corps de la matrice s'est enflammé, la pulsation et la douleur sont générales dans ce viscère et se font ressentir très-vivement; si sa partie supérieure l'est seulement, la douleur ne se manifeste que vers les lombes, et la malade ne peut point aller à la garde-robe, à cause de la pression que la tumeur fait sur l'intestin rectum, qui est aussi participant de l'état douloureux. Quand l'inflammation occupe la partie antérieure de la matrice, la douleur et l'inflammation se font ressentir vers le pubis; les urines ne coulent que très-difficilement par la pression que fait la douleur sur le col de la vessie. L'inflammation des parties latérales est indiquée par une tension douloureuse aux aines et par une pesanteur gravative aux cuisses; lorsqu'elle s'est portée au fond du viscère, les malades se plaignent d'une douleur vers le nombril, et l'on distingue une tumeur sensible dans cette région.

Le visage ne présente pas, dans l'invasion, cette empreinte d'abattement qui est si remarquable dans les autres fièvres qui surviennent après la délivrance; il n'y a que quand l'inflammation a subsisté quelques jours : pendant les premiers temps la figure est colorée, la respiration difficile; il existe une forte chaleur, une soif ardente; le pouls est fréquent, plein, accéléré; la langue, les yeux, la face sont d'un rouge vif ; les urines déposent un sédiment pulvérulent, la respiration laborieuse est entrecoupée; il y a des soupirs profonds et fréquens; les coliques sont aussi différentes, les douleurs sont fixes et continuelles, tandis que dans les autres affections des accouchées, elles cessent par intervalles; les lochies sont d'abord supprimées, les seins sont flasques.

Les causes de la métrite sont dues à des circonstances difficiles, qui font mettre en usage des moyens inusités dans les couches ordinaires, comme le forceps, qu'on emploie maintenant trop communément et bien souvent alors sans nécessité, aux pressions longues de la tête de l'enfant sur le col de la matrice, pendant sa dilatation, quelquefois aux tentatives indiscrètes et aux coups d'ongles de l'accoucheur; enfin à tous les moyens mécaniques qui peuvent déchirer, pincer ou meurtrir ce viscère.

On ne peut employer dans cette maladie

que les moyens qui conviennent en général aux inflammations. La saignée du bras peut être favorable ; mais, avant de la prescrire, il faut avoir la sage précaution d'observer le tempérament de la malade, ses forces, et si dans l'état de santé les règles étaient abondantes, après s'être bien assuré du plus ou du moins de propension que l'on remarque à l'ataxie. Ce remède, qui est souvent avantageux dans la vigueur de l'inflammation, deviendrait très-pernicieux lorsque la figure est pâle, les sueurs abondantes, et que les seins sont déjà flétris. D'ailleurs elle ne peut être utile que quand l'inflammation est fort vive, que la maladie est dans son invasion, et qu'on ne remarque pas chez l'individu malade aucune propension à l'adynamie.

Les fomentations émollientes sur toute la capacité abdominale, les injections de même nature trouvent ici leur utilité ; ces dernières seraient encore bien plus avantageuses, si l'inflammation qui est au col de la matrice ne ne la bouchait pas; ce qui fait qu'elle n'entre que dans le vagin ; or, quand l'orifice est libre, et que par conséquent il peut recevoir le bout d'une canulle, il faut tâcher de pousser l'injection dans la cavité même de la matrice; il est vrai qu'il faut dans ce cas beaucoup de dextérité pour introduire l'instrument sans procurer de fortes douleurs à l'orifice de la matrice, et beaucoup d'attention pour pousser l'injection très-doucement. Les lavemens émolliens, les cataplasmes de même nature, les boissons antiphlogistiques composent essentiellement le traitement de cette maladie. Quelquefois la sensibilité de l'hypogastre est telle, qu'on est obligé de préférer les fomentations aux cataplasmes; il arrive même qu'on ne peut faire que de simples frictions huileuses sur cette capacité : il en est de même des boissons que ces malades rejettent aussitôt qu'elles abordent l'estomac. J'ai employé, avec apparence de succès, l'eau à la glace, animée du jus de citron, et je conseille de tenter de nouveau ce remède chaque fois que les vomissemens seront opiniâtres. Ces soulèvemens de l'estomac sont dus à la sympathie qui existe entre cet organe et l'utérus ; aussi ne peut-on parvenir à les calmer que lorsqu'on est parvenu à diminuer l'inflammation et l'irritabilité de la matrice.

Les anciens considéraient la suppression des lochies comme cause des vomissemens, et employaient beaucoup de remèdes pour faire reparaître cette évacuation ; ils multipliaient les saignées du pied à cet effet ; quand ils avaient affaire à des femmes vigoureuses, ces saignées diminuaient l'inflammation de l'utérus, et cette pratique hardie avait pour résultat de tuer promptement ou de guérir de même.

Il est rare que l'inflammation de la matrice suive la période ordinaire des autres phlegmasies ; elle se termine d'une manière plus brusque et plus funeste qu'aucune autre ; quand la résolution ne se termine pas promptement, elle est susceptible de se convertir en squirrosité, ou de donner lieu à une suppuration ichoreuse. Comme le squirre de la matrice est une maladie chronique, il n'est pas dans l'esprit du programme que nous dissertions sur sa formation et ses douteux moyens curatoires; mais la suppuration, suite de l'inflammation, pouvant naître dans la première semaine, après l'enfantement, et donner lieu à une fièvre moins violente que celle du premier état, elle est, par cette raison, dans la cathégorie de la proposition, et peut être considérée comme suite naturelle, quoique rare, de la première affection.

Cette tendance à la terminaison par la suppuration, se fait remarquer par l'adoucissement des symptômes, par leur continuité à un degré modéré, par un sentiment de pesanteur dans la partie affectée, et par un écoulement séreux, fétide, peu abondant, d'un jaune verdâtre, qui s'opère par le vagin; il y a aussi diminution de la fréquence du pouls, qui ordinairement est plus élevé le soir que le matin. Cet état successif exige un traitement qui lui soit approprié ; les injections détersives anti-septiques, le quinquina à l'intérieur, les bains de fauteuil et les parégoriques sont les seuls remèdes indiqués.

Quelquefois, et principalement lorsque l'inflammation a été fort vive, les symptômes douloureux cessent tout à coup ; le pouls continue à être fréquent, mais il est plus serré et plus petit ; il survient une faiblesse générale du système ; ce qui annonce que la gangrène s'est emparé de l'organe ; la diarrhée se montre peu après, elle est très-fétide et couleur de café ; l'adynamie et l'ataxie font d'affreux progrès, et sont l'avant-coureur d'un événement sinistre.

De la fièvre puerpérale rémittente par rétention, et de la délivrance.

Obligés de considérer cette affection dans toute son étendue et ses complications, nous

le ferons aussi soigneusement qu'il sera possible ; ce qui est du ressort du médecin et
de l'accoucheur sera également examiné et
prescrit. Notre dissertation sur cet objet
sera l'exposition fidèle des observations d'au-
trui et des nôtres, avec une méthode con-
seillée, qui semble autorisée de la nature et
sanctionnée par l'expérience.

Quelqu'heureux qu'ait été l'accouchement, la femme n'est pas pour cela exempte
de tout danger ; la nature a encore à se débarrasser du poids du délivre. Cet acte peut
être naturel à la suite d'un accouchement
très-laborieux, comme il peut offrir les plus
grandes difficultés et exposer les jours de
l'accouchée, lors même que tout ce qui a
précédé s'est passé de la manière la plus
heureuse. A l'instant où les assistans se livrent aux plus douces espérances, à l'instant
où le calme et la sérénité semblent renaître
dans l'ame de celle qui vient d'être mère,
une perte foudroyante, des convulsions se
déclarent, et la vie paraît s'enfuir comme

un songe. Quels que réels que soient ces maux, il est cependant rare qu'ils arrivent si l'on ne suit que les lois de la nature, et si les indications sont bien saisies lorsque les ressources de l'art deviennent indispensables: ainsi, loin de vouloir par cet exposé effrayer les esprits et accréditer le préjugé qui rend si redoutable le moment de la délivrance, je n'ai, au contraire, pour but que de montrer que cette opération, livrée aux seuls efforts de la nature, sera bien rarement accompagnée d'accidens, quand celle - ci pourra se suffire à elle-même, et que, dans le petit nombre de cas où l'accoucheur doit agir, il peut arracher à la mort presque toutes les femmes qui seront confiées à ses soins.

La délivrance est cet acte par lequel la femme est débarrassée du placenta et de ses dépendances, soit avant, soit après l'accouchement; nous traiterons premièrement de la délivrance naturelle, qui comprend deux périodes, celle du décollement du placenta, et celle de son expulsion.

La première est celle où, lorsque le fœtus est sorti du sein de la mère, la matrice, dont les parois ne sont plus soutenus et dont les forces sont en quelque sorte épuisées par l'acte de l'accouchement, s'endort, si l'on peut s'exprimer ainsi, et reste un tems plus ou moins considérable dans un véritable état d'étonnement ; mais la nature reprenant ses droits, un nouveau travail se prépare, c'est celui de la délivrance. La femme éprouve alors quelques légers frissons, la peau se resserre ; quelques douleurs faibles à la vérité se font ressentir dans la région hypogastrique ; le globe utérin se durcit sous la main qui le presse, se concentre au-dessus des pubis. De cette manière, la surface de la matrice se rétrécit, tandis que celle du placenta reste la même ; alors les faibles liens qui les unissent se rompent, et l'arrière-faix, ainsi décollé successivement, devient, pour l'utérus, un corps étranger qui stimule cet organe, et y excite les contractions qui doi-

vent servir à expulser cette masse spongieuse.

Quoique, dans les cas les plus ordinaires,
cette opération de la nature s'achève dans l'espace de vingt à trente minutes, et souvent
dans un tems moins long, il est néanmoins
impossible de soumettre à un calcul géomé-
trique la durée de ce travail. En effet, si la
matrice conserve après l'accouchement un
certain degré d'énergie, la délivrance sera plus
prompte ; il arrive quelquefois même qu'elle
se termine presque immédiatement après la
sortie de l'enfant : si, au contraire, les forces
vitales sont comme épuisées, cette opération naturelle exigera un tems plus considérable. Le placenta peut aussi la retarder, ou
par sa trop grande mollesse, ou par trop
de consistance. Dans le premier cas, il suit,
pour ainsi dire, l'utérus dans son action, se
pelotone avec lui et se décolle difficilement. Dans le second, il est comme iden-
tifié avec la matrice, et semble faire corps

avec elle ; alors le travail sera long et pénible. Or, il ne faut pas oublier que la
force conservatrice peut triompher de ces
obstacles, et qu'il ne faut très-souvent que
de la patience et du tems.

Je ne dois pas omettre de faire remarquer qu'une fois que le travail du décollement du placenta est commencé, il ne doit
plus cesser ; car si quelque cause vient à en
arrêter le cours, des accidens plus ou moins
graves en seront la suite ; c'est alors que
des sinus de la matrice, mis à découvert par
le décollement partiel de l'arrière-faix, pro-
duiront infailliblement une hémorragie d'autant plus alarmante, que l'utérus ne se con-
tractant pas, les vaisseaux de ce viscère
ne prendront pas cette direction tortueuse
qu'ils affectent lorsque la contraction a lieu,
et admettront en conséquence une plus
grande quantité de sang, que laisseront
épancher les orifices béans des sinus uté-
rins. Puisque la délivrance naturelle consiste
dans l'action soutenue de la matrice, l'ac-

coucheur n'a autre chose à faire qu'à favoriser l'exercice des propriétés vitales de cet
organe, si elles sont languissantes, et à les
modérer si elles sont exaltées. Dans le premier cas, les frictions sèches sur la région
hypogastrique seront, pour l'ordinaire, suffisantes. Si cependant la femme avait été épui-
sée par la longueur du travail de l'enfantement, ou que la matrice eût été très-dis-
tendue, comme dans le cas de grossesse de
plusieurs enfans, ou par une quantité considérable d'eau ; si la femme est d'ailleurs
chétive, que le pouls soit petit et misérable,
sans négliger les premiers moyens dont
nous avons parlé, il faut donner quelque dose de bon vin, cordial préférable à
ceux des pharmacopoles ; on exciterait en
même tems l'action de la matrice par des
frictions extérieures, et en agaçant son orifice ; on ceindrait aussi l'accouchée d'un
bandage de corps, qui, en fixant l'utérus,
en soutiendrait les parois ; mais si l'exalta-
tion des forces empêchait la contraction de

la matrice, on pourrait employer les cal-
mans, les bains de vapeurs, les injections
émollientes et les topiques de même nature,
sur l'abdomen. Une des causes qui peut
encore retarder et même empêcher la délivrance naturelle, c'est l'irritation considérable qu'auraient produite dans l'utérus
d'une femme pléthorique nerveuse, les manœuvres instrumentales ou manuelles, pour
extraire un fœtus qui se présente dans une
position vicieuse; dans ce cas, ce ne serait
point l'atonie qui s'opposerait au décollement du placenta, mais simplement un état
d'atonie ou de spasme; il convient alors
d'employer les applications émollientes sur
le bas-ventre, des injections de même nature dans la matrice, et d'attendre la solution
du placenta : or, quand cet état est accompagné de la turgescence de la face, de la
dureté du pouls, de la tension ou de la sécheresse des bords de l'orifice utérin, ne
pourrait-on pas, si l'accouchée était d'ailleurs sanguine et d'un tempérament irri-

table , pratiquer la saignée , malgré les dispositions fréquentes des nouvelles accouchées aux maladies sténiques et adynamiques ?

On sait bien qu'il ne faudrait pas trop légèrement employer ces moyens, puisqu'il est rare que la nature ait besoin de ces secours ; mais si la difficulté de la délivrance tenait au spasme , à l'irritation et aux douleurs fortes que la femme éprouverait dans l'organe de la génération , je pense qu'il serait utile de mettre en usage ces moyens, auxquels on pourrait ajouter l'opium , donné intérieurement; on rétablirait de cette manière l'équilibre des forces vitales, en même tems qu'on préviendrait l'inflammation de la matrice ou son état convulsif. Si aucune de ces circonstances ne se rencontre, et qu'il n'y ait pas d'accidens, on attendra, pour tirer au - dehors le placenta, qu'il soit entièrement décollé, et qu'il se présente sur l'orifice utérin, ou qu'il soit dejà engagé dans le vagin; alors la nature peut être aidée efficacement dans son travail. Ce serait vouloir prolonger les anxiétés de l'accouchée, que d'attendre la sortie complète de l'arrière-faix ; d'ailleurs les contractions, quelquefois trop faibles, de la matrice, la résistance des bords de l'orifice, pourraient retarder encore long-tems la sortie du placenta ; ce qui exposerait la malade à une foule d'accidens. Les signes d'après lesquels on pourra terminer la délivrance naturelle, sont ceux que donne le professeur Bodeloque ; les voici :

« De nouvelles douleurs, la situation de
» l'utérus au-dessus du pubis, la dureté et
» le peu de volume de la matrice, la sou-
» plesse des bords de son orifice, sa dilata-
» tion, et, plus que tout cela, la présence d'un
» corps qui s'y est engagé ». Vans-Vieten ajoute que, dans cette circonstance, il sort toujours un peu de sang par le vagin.

Lorsque, d'après ces signes, on sera assuré de la solution complète du placenta, on saisira de la main droite le cordon ombilical, qu'on aura auparavant enveloppé d'un linge sec; on fera quelque traction en tout sens, et selon l'axe du détroit inférieur, pour vaincre la résistance qu'opposent les bords de l'orifice, tandis que l'autre main exercera des frictions sur la région hypogastrique; et lorsque le placenta se présentera à la vulve, on le saisira de la main droite, en tirant doucement et roulant sur elle-même cette masse spongieuse, afin d'entraîner toutes les membranes avec elle; la main gauche sera alors placée au-dessous de l'entrée du vagin pour recevoir l'arrière-faix.

Quoique le placenta soit détaché, il est quelquefois difficile de lui faire franchir l'orifice utérin; cette difficulté peut tenir ou à la contraction spasmodique des bords de cet orifice, ou au volume du délivre. Dans le premier cas, il convient d'attendre que le spasme ait cessé, ou l'on emploîra des bains de vapeurs; on fera quelques injections émollientes, et lorsque la détente sera jugée suffisante, on procédera à la délivrance, ainsi que nous l'avons prescrit dans le cas de volume excessif du placenta; un ou deux doigts portés sur cette masse la refouleront un peu dans la cavité utérine, en saisiront un des bords en manière de pince, et l'engageront à travers l'orifice, en faisant prendre au délivre la forme d'un corps alongé; de cette manière, il présentera moins de volume , et , avec quelques tractions subordonnées à sa consistance, on l'entraînera dans le vagin. Si ce moyen était insuffisant, on pourrait enfoncer dans la substance même , et dans la partie moyenne de cette masse spongieuse , un doigt qui agirait alors comme un crochet, et on en ferait ainsi doucement l'extraction avec les précautions recommandées plus haut.

Le placenta entièrement décollé peut quelquefois se retourner, et présenter à l'orifice sa surface anfractueuse; cela ne doit point donner d'inquiétude; une légère traction sur le cordon ramènera sa face ombilicale, et le reste de l'opération se terminera comme dans le cas précédent. D'autres fois le placenta, lorsqu'il est fixé près de l'orifice utérin, peut se présenter à la portée du doigt, quoiqu'il soit encore adhérent à la matrice par une portion de sa circonférence; si dans ce cas on éprouve quelques difficultés pour l'extraire, il faut encore attendre et faire des frictions sur la région hypogastrique; et lorsque le placenta se sera engagé à travers l'orifice, on l'amènera au dehors.

Dans les grossesses de jumeaux, tri-jumeaux, et la nature faisant, comme par les cas précédens, presque toujours les frais de la délivrance, l'accoucheur ne tentera, après la sortie de chaque enfant, d'extraire le placenta, qu'autant que celui-ci se présentera absolument isolé et engagé dans l'orifice; dans le cas contraire, il attendra que la matrice, débarrassée des autres fœtus, ait opéré l'entier décollement de leurs dépendances : ainsi, dans cette circonstance, la délivrance n'offre rien

de

de particulier que nous n'ayons exposé. Le placenta peut être chatoné ou enkysté ; mais ces cas sont très-rares, puisque le professeur Bodeloque, et autres accoucheurs d'une grande réputation, ne les ont jamais rencontrés : Peu paraît être le premier qui en ait fait mention, et Levret en rapporte seulement un exemple qui lui est particulier. J'ajouterai à ces témoignages deux observations qui, en confirmant ce qu'ont dit à cet égard les auteurs cités, prouveront que, dans cette circonstance même, la nature seule peut se débarrasser du poids du délivre. En effet, quelles peuvent être les causes de l'incarcération du placenta, si ce n'est un resserrement partiel de la matrice, qui semble partager sa cavité en deux parties égales, de manière à faire prendre à cet organe la forme d'une calebasse ? Quelques auteurs prétendent cependant qu'une structure particulière de l'utérus peut donner lieu à ce phénomène ; mais ces assertions reposent-elles sur des faits authentiques ? C'est ce que nous ne pensons pas. Nous croyons donc pouvoir dire, avec Bodeloque, que la contraction irrégulière de l'utérus est la seule cause probable du chatonnement du placenta. D'après ce principe, la délivrance devra être commise aux soins de la nature, toutes les fois que des accidens graves n'obligeront point à agir. Les seuls moyens dont on pourrait faire usage dans ces cas, seraient des frictions sèches sur la région hypogastrique, des injections émollientes antispasmodiques par l'orifice utérin, suivant les indications ; si on ne parvenait pas ainsi à faire cesser le spasme des bords du kyste, il faudrait attendre que la nature eût levé les obstacles, et que le placenta se présentât à l'entrée du vagin. Voilà ce que nous avons cru devoir exposer touchant la délivrance naturelle ; il nous a paru convenable de refouler ce zèle indiscret des sage-femmes et des accoucheurs, qui se livrent sans motif

à des manœuvres cruelles, qui ont le plus
ordinairement des suites d'autant plus graves
que la source en est méconnue.

De la délivrance non-naturelle, ou par extraction.

NOUS avons proposé précédemment,
comme une chose favorable à l'accouchée,
de laisser agir ou de favoriser les forces
vitales de la matrice, pour opérer l'expulsion du placenta ; nous ne pouvons nous en
tenir à ces moyens, lorsque des accidens me-
naçans paraissent exposer les jours de la
femme qui vient d'être mère. Nous mettons
au nombre des cas qui nécessitent les secours de l'accoucheur, d'abord les hémorragies utérines, soit qu'elles dépendent du décollement partiel du placenta, soit qu'elles
proviennent de ce que cette masse spongieuse s'est fixée sur l'orifice utérin et s'y
est développée. Lorsque, par une cause quelconque, l'arrière-faix s'est détaché incom-

plètement de la cavité utérine, et qu'en même tems la matrice reste dans un état d'inertie plus ou moins apparent, les sinus de ce viscère, mis à découvert, laisseront échapper le sang qu'ils contiennent, et l'hémorragie sera interne ou externe, selon les parties du placenta qui seront décollées. Si les adhérences de cette masse spongieuse se trouvent rompues sur quelques points de sa circonférence, le sang s'échappera au dehors et produira une hémorragie ou perte externe; si, au contraire, le centre seul de l'arrière-faix se trouve décollé, il ne sortira rien par la vulve, mais le sang s'épanchera entre la cavité utérine de la face supérieure du placenta; c'est ce qu'on a coutume de désigner sous le nom de *perte interne*. Le même accident peut avoir lieu par le resserrement de l'orifice utérin. Dans le premier cas, le sang coule au dehors, et on ne peut avoir aucun doute sur la nature de l'hémorragie; si elle est peu considérable, on excitera les contractions de la matrice par des frictions sèches sur toute la région hypogastrique; et l'action vitale de l'utérus, ainsi stimulée, ne tardera pas d'arrêter la perte et à conduire le délivre sur l'orifice utérin. Il peut se manifester aussi une hémorragie légère chez une femme forte et robuste qui a souffert un travail long et pénible. Si l'état du pouls et les forces de l'accouchée ne donnent aucune inquiétude, il faut être expectant; c'est une déplétion qui sera d'autant plus salutaire, que la malade est pléthorique, et que l'accouchement a été laborieux : le spasme de la matrice cessera par cette effusion de sang, et les contractions de ce viscère ne tarderont pas à expulser le placenta. Or, il n'en sera pas de même pour une femme faible, dont l'utérus sera, pour ainsi dire, confondu avec les autres viscères de l'abdomen; si les frictions, si les titillations de l'orifice n'excitent point les contractions, et que la perte, loin de discontinuer, devienne au contraire plus inquiétante, on tentera d'opérer la délivrance en exerçant d'abord des tractions sur le cordon ombilical, de la manière que nous avons exposé ; et si, par ces moyens, on ne peut extraire le placenta, on portera la main dans la matrice, comme nous l'indiquerons ci-après.

L'hémorragie ou perte interne s'annonce par les bâillemens, la petitesse du pouls, le froid des extrémités, les syncopes, le défaut des contractions utérines, etc. : alors il ne faudra pas perdre de tems ; mais, au contraire, employer aussitôt les moyens extérieurs ca-pables d'exciter l'action vitale de la matrice, et procéder sur-le-champ à la délivrance, en portant la main dans la cavité de ce viscère. Cette opération s'exécute de la manière suivante :

L'accoucheur, après avoir cherché à re-connaître, ainsi que nous l'avons déjà dit, par la direction du cordon ombilical, le lieu de la matrice où est fixé le placenta, plon-gera la main dont il voudra se servir dans une substance grasse et mucilagineuse ; il

rapprochera ses doigts en forme de cône,
afin de traverser plus aisément l'orifice utérin, ou de le dilater peu à peu, si la circonstance l'exige ; ce qu'il fera alors au moyen
d'un doigt, ensuite de deux, et successivement il les introduira tous (1). En supposant
que l'arrière-faix occupe le fond de la matrice, ou la paroi postérieure, antérieure ou
latérale droite, il introduira la main droite,
et il se servira de la gauche pour le côté
opposé, mais dans le cas seulement où il
opérera de haut en bas; car, lorsqu'il convient
de décoller le placenta de bas en haut, c'est
la main gauche qui convient pour le côté
droit, et *vice versâ* ; il aura pour conducteur
le cordon ombilical, qu'il tendra avec l'au-

______

(1) Hâc occasione, usus medicus, unctâ manu in-
dicem digitum primum debet inserere, atque ibi
continere, donec iterum adeo aperiatur, rursusque
alteram digitos demittere debebit, et, per easdem
occasiones, alios, donec tota esse intus manus possit.
Cornelius Celsus. Lugduni, 1549, *pag.* 460.

tre main ; et lorsqu'il sera parvenu jusqu'au délivre, il en parcourra toute la surface, il examinera si le cordon est inséré sur l'un des bords de cette masse spongieuse, si l'adhérence est détruite sur quelques-uns des points de la circonférence, ou si au contraire c'est le centre seul de l'arrière-faix qui se trouve décollé. Dans le cas où le placenta serait en raquette, il pourra se servir du cordon avec avantage pour décoller cette portion de la circonférence où celui-ci est fixé, en dirigeant ses tractions vers le centre du délivre ; et une fois que le décollement sera commencé, il pourra continuer ses tractions, si l'adhérence cède facilement ; ou il portera les doigts entre la surface anfractueuse du placenta et celle de la matrice, avec la précaution de les éloigner toujours de cette dernière, dans la crainte de la blesser : à mesure qu'il avancera dans cette opération, il repliera, dans la paume de la main, les portions détachées, en les roulant sur elles-mêmes ; et lorsque la totalité de ce corps spongieux sera séparé de la surface utérine, il procédera, comme nous l'avons déjà dit, pour entraîner le placenta avec les membranes. Si l'un des points de la circonférence se trouve décollé, l'accoucheur profitera de ce défaut d'adhérence pour procéder à son opération; si, au contraire, le centre seul est détaché, il fera des tractions sur les parties dont l'adhérence est détruite; et s'il ne réussit pas, il cherchera à décoller peu à peu un des points de la circonférence qui lui paraîtra plus saillant; il évitera soigneusement un pli de la matrice pour cette portion qu'il veut détacher; car il pourrait en résulter beaucoup de douleurs pour la femme, et même des accidens graves : or, il ne tombera point dans cette erreur, s'il se rappelle que la surface ombilicale du placenta est inégale, recouverte de vaisseaux, et que ce corps spongieux n'a point de sensibilité. S'il rencontre trop d'obstacles pour désunir un des points de la circonférence, que d'ailleurs le besoin soit pressant, il pourra percer, avec les

doigts, la substance du placenta dans sa partie moyenne, et se faire un passage pour y
introduire ceux qui lui seront nécessaires,
pour terminer son opération, qu'il pratiquera
de la manière que nous venons d'exposer. Si le
cordon ombilical a été arraché par une cause
quelconque, l'accoucheur distinguera la
substance du placenta de celle de la matrice,
d'après les signes énumérés : pour les procé-
dés, ils sont absolument les mêmes. Dans
les circonstances qui exigent un prompt
secours, si l'arrière-faix est en kyste, on
introduira la main, comme nous l'avons in-
diqué, en suivant le cordon ; s'il a été rompu,
la chose exige plus d'attention de la part du
praticien. Dans le premier cas, la main de
l'accoucheur arrivée à l'entrée de la poche
qui renferme le placenta, la dilatera peu à
peu, et de la manière que nous avons prévu
pour l'orifice utérin ; ensuite l'extraction du
placenta n'offre rien de particulier. Dans le
second cas, il faudra soigneusement recher-
cher l'entrée du kyste ; et, lorsqu'on y sera

parvenu, on se conduira comme nous venons
de le dire ; on stimulera ensuite la matrice,
soit par des frictions extérieures, soit en
agaçant un peu sa face interne ; et la main
reportée dans la cavité du kyste, y séjournera
jusqu'à ce que les autres parties de cet organe soient entrées en action, et que cette
poche ait disparu ; il convient en même tems
de la vider des caillots qu'elle contiendrait.
Il faudrait observer que toutes les fois qu'on
porte la main dans la matrice, l'autre doit
être appliquée extérieurement sur ce viscère
pour le fixer ; et lorsque le placenta sera
extrait, on retirera tous les caillots, on
stimulera l'utérus ; et si la perte ne cesse
pas, on emploîra les injections froides,
astringentes, toniques, spiritueuses, les topiques de la même nature sur la région
hypogastrique, sur les cuisses, et on re-
nouvellera l'air de la chambre.

Je ne dois pas omettre de faire remarquer
que si l'on rencontrait, en décollant le
placenta, des points d'adhérence, tels qu'on

ne pût les détruire sans déchirer la substance de la matrice, il serait préférable de
les abandonner et de faire ensuite des injections d'abord émollientes, puis détersives
et antiseptiques, si les lochies devenaient
noirâtres et fétides, ce qui indiquerait en
même tems un traitement compliqué que
nous réservons pour la partie médicale : j'ai
parlé, dans la délivrance naturelle, des
avortemens qui se font avant la fin du troisième mois ; il me reste à dire deux mots de
ceux qui se font après cette époque, et qui
sont accompagnés d'hémorragies, tel qu'il est
impossible, non-seulement de conserver la
grossesse, mais même de différer l'accouchement. Dans cette circonstance, si l'orifice
est suffisamment dilaté, on perce les membranes, et on va chercher les pieds du fœtus;
on a soin de ne pas trop précipiter son extraction, afin de donner à la matrice le tems
de se contracter. Pour la délivrance, on se
conduira suivant les cas qui ont été exposés :
cependant, si la matrice avait encore acquis

peu de développement, comme au quatrième et cinquième mois, le cordon étant trop faible pour permettre des tractions, et la main ne pouvant être introduite pour extraire l'arrière-faix, c'est alors le cas d'employer le tampon, de solliciter l'action de la matrice; et lorsque les contractions seront suffisantes, le placenta se présentera sur l'orifice utérin, d'où il ne sera pas difficile de l'extraire. Si le placenta du fœtus avortif, qu'il n'aurait pas été possible d'extraire, venait à se putréfier dans la matrice, il faudrait employer les injections détersives et antiseptiques; mais s'il ne se manifeste aucun accident, l'on ne doit point s'inquiéter de ce corps. Plusieurs femmes l'ont conservé des mois entiers, sans en être incommodées, et l'ont rendu comme desséché. Nous avons dit, en traitant des considérations générales sur le placenta, que ce corps spongieux pouvait s'attacher sur tous les points de la surface interne de la matrice, qu'il se fixait même quelquefois sur l'orifice utérin.

Cette circonstance est toujours accompagnée d'hémorragies plus ou moins graves, et
exige toute la sagacité et l'attention d'un
homme instruit. Les signes d'après lesquels
on peut reconnaître cette disposition fâcheuse, sont acquis par le toucher; au lieu
de membrane très-lisse, comme dans l'état
ordinaire, on trouve à l'orifice une substance
molle et fongueuse; mais ces recherches, dit
le professeur Bodeloque, doivent être faites
avec les plus grands ménagemens, le doigt
pouvant détacher un caillot qui s'opposait
à l'écoulement du sang, ou qui modérait au
moins l'hémorragie. On sera conduit à cet
examen par les pertes externes qui peuvent survenir dès le sixième mois de la
grossesse, mais qui se manifestent le plus
souvent entre le septième et le huitième.
Ces hémorragies sont inquiétantes, et forcent
quelquefois à pratiquer l'accouchement;
cependant le repos parfait, la diète rafraî-
chissante et tempérante, les saignées lorsqu'il y a pléthore, et le tampon peuvent sus-

pendre ces pertes et conduire la femme à terme. Lorsque tout se dispose à l'accouchement, et que le travail est commencé, il faut soigneusement examiner si le placenta est situé sur l'orifice, de manière que son centre réponde à celui de ce même orifice, ou s'il n'est adhérent que sur une partie de ce cercle utérin ; car le pronostic et l'issue de l'accouchement seront plus ou moins fâcheux, selon que le placenta comprendra tout l'orifice, ou n'en occupera qu'une partie, et la conduite à tenir sera également différente. Si l'arrière-faix n'est attaché que sur quelques points de la circonférence de l'orifice utérin, il faudra, si l'hémorragie ne permet pas de différer, percer les membranes par le côté libre du placenta, et terminer l'accouchement. Lorsque l'enfant sera hors du sein de sa mère, on en décollera les autres parties si l'hémorragie continue, et l'on attendra que la nature ait opéré ce décollement, si les accidens permettent qu'on s'en rapporte à cette voie, qui sera toujours la meilleure, toutes les fois qu'elle n'exposera point les jours de la femme.

Lorsque le placenta occupe tout l'orifice, la chose devient plus difficile et beaucoup plus dangereuse. Quelques auteurs ont conseillé de percer le centre de ce corps et d'aller chercher les pieds de l'enfant; mais cette méthode ne doit point être employée; il vaut mieux décoller quelques points de la circonférence de cette masse spongieuse, percer les membranes, replier la portion détachée du côté de l'adhérence, et ensuite opérer l'accouchement.

Si l'on n'est pas forcé par l'hémorragie de procéder de suite à la délivrance, on attendra que la nature ait décollé l'arrière-faix. Dans le cas contraire, on détachera avec les doigts, mais en procédant avec les plus grands ménagemens; et lorsque le placenta sera détaché, on usera de beaucoup de précaution pour amener les membranes; car, dans cette circonstance, elles ne tiennent souvent à ce corps que dans une petite étendue,

étendue, ce qui rend leur extraction plus difficile ; on excitera l'action de la matrice par des frictions extérieures, afin de favoriser leur expulsion. Si la perte continue après la délivrance, on emploira les injections froides, astringentes, spiritueuses, les applications de même nature à l'extérieur ; et comme le sang ne vient que de l'orifice ou des parties voisines, on peut les couvrir de charpie fine, imbibée de vinaigre, et remplir le vagin de la même substance. Les caillots qui se formeraient dans le lieu même qui fournit l'hémorragie, ne contribueraient pas peu à l'arrêter. Ce moyen, si peu applicable dans un accouchement à terme, lorsque le sang coule des parties supérieures de la matrice, paraît ne pas avoir ici ces inconvéniens ; cependant, si l'hémorragie ne s'arrêtait pas, et qu'on remarquât les signes d'une perte interne, il faudrait sur-le-champ lever l'appareil, et insister sur les applications et les injections froides, ainsi que sur les frictions sèches et les titillations dans l'intérieur de l'utérus.

Je n'ai jusqu'ici point encore parlé d'une hémorragie que quelques accoucheurs ont vu arriver par le cordon ombilical. Si elle se manifestait, il ne serait pas difficile de se rendre maître du sang, en faisant la ligature du cordon; mais, dans tous les autres cas, on s'abstiendra d'employer ce moyen, d'autant qu'il est inutile, puisqu'il ne s'échappe ordinairement par cette voie que quelques cuillerées de ce liquide; mais encore il peut nuire en s'opposant à une légère déplétion, qui ne peut que favoriser l'exercice des propriétés vitales de l'utérus.

Nous comprenons aussi dans les cas qui nécessitent l'extraction prompte du placenta, les mouvemens convulsifs et les fortes douleurs qu'occasionne dans l'utérus la présence de ce corps spongieux. Dans la première circonstance, on fera prendre à la malade, si elle peut encore avaler, quelqu'antispasmodique uni à l'opium, ou l'opium seul, et l'on exercera aussitôt des tractions sur le cordon ombilical , de la manière dont nous avons traité précédemment ; si les tractions étaient insuffisantes, ou que l'orifice utérin fût resserré spasmodiquement, on dilaterait peu à peu, et l'on introduirait la main dans la matrice , pour décoller l'arrière-faix. Dans le second cas, si la saignée, les injections émollientes, les fomentations sur la région hypogastrique , n'amènent, au bout de vingt ou trente minutes, aucun changement favorable, il faut procéder à la délivrance. J'avoue qu'on excitera de nouvelles douleurs en tentant ce moyen ; mais c'est le plus certain pour faire cesser cet état contre nature, qui ne tarderait pas à décider des convulsions, l'inflammation et même la gangrène de l'utérus. L'axiome, *sublatâ causâ, tollitur effectus*, trouve ici son application.

Ayant considéré ce qu'il convient, pour la médecine opératoire, dans les deux sections précédentes, nous allons maintenant rapporter brièvement les signes diagnostiques de la maladie, et proposer le traitement interne qui semble lui convenir. Cette affection se reconnaît aux symptômes suivans : il y a de la difficulté pour rendre les urines et pour rendre les excrémens ; la région hypogastrique est tendue, douloureuse et circonscrite ; ces malades éprouvent des douleurs semblables à celles qui précèdent l'accouchement ; il y a un écoulement constant par le vagin d'humeurs roussâtres, ordinairement fétides ; une perte rouge qui se renouvelle de tems en tems, et qui est quelquefois assez considérable pour occasionner la syncope. Elles sont altérées, la bouche est sèche, la langue rouge et peu chargée, la figure colorée ; la fièvre est toujours subsistante, mais avec plus ou moins d'intensité ; les sueurs sont moins abondantes que dans les autres fièvres des accouchées.

Il y a souvent détumescence des seins après quelques jours de maladie ; mais, dans l'invasion, ils sont presque constamment remplis. L'accoucheur peut savoir mieux que personne ce qui a donné lieu aux accidens, quand il sait que la femme n'est pas complètement délivrée, par l'inspection exacte qu'il doit faire du placenta. Le décollement brusque de ce dernier donne lieu aux pertes, et celles-ci aux coagulations qui font reconnaître leur présence par des symptômes moins violens que ceux de la rétention du délivre. Les membranes particulières à certains accouchemens produisent les mêmes accidens, mais avec encore moins de vivacité que les collections sanguines ; on reconnaît qu'elles existent dans la matrice par le trouble des fonctions, et par des portions d'elles - mêmes qu'on rencontre dans les linges destinés à recevoir les vidanges.

Le premier état de la puerpérale par rétention est tout-à-fait semblable aux accidens du phlegmon, et le traitement qui convient aux phlegmasies peut lui être appliqué en particulier ; mais bientôt la masse spongieuse, qui est devenue corps étranger, oblige à recourir aux médicamens qu'on emploie dans les gangrènes, soit internes ou externes ; il consiste, comme chacun sait, dans l'usage du quinquina sous toutes les formes, en injections, lavemens, boissons et potions, avec addition de camphre à des doses considérables.

Il y a tant de phénomènes à suivre, qu'il faut laisser aux praticiens instruits le soin de choisir le mode de faire qui leur semblera le plus convenable : d'ailleurs, nous l'avons prévu autant que possible ; mais il nous reste à remarquer qu'il faut qu'ils observent dans le traitement de cette maladie, son premier état, le second et le troisième, qui se font remarquer ; le premier, par l'état phlogiste et douloureux ; le second, par des pertes ychoreuses et l'adoucissement des autres symptômes ; le troisième, par la cessation absolue des douleurs, la pâleur de la face, le froid des extrémités, la septicité de l'écoulement vaginal, la tuméfaction de l'abdomen et la diminution progressive des forces vitales.

De la fièvre sécrétoire, laiteuse, rémittente.

C'EST une maladie qui survient depuis le deuxième jusqu'au quatrième jour après l'enfantement; sa durée est de trente à trente-six heures, pendant lesquelles il y a deux et quelquefois trois rémissions sensibles; les accès se succèdent et augmentent pendant cet espace de tems par le renouvellement d'un léger frisson; elle commence par des douleurs aux seins et par l'augmentation de leur volume; elle est précédée d'une lassitude notable, particulièrement dans les extrémités inférieures, et d'un mal de tête qui n'est pas très-violent; le pouls est plein, libre et fréquent, la respiration facile, la bouche humectée, la langue blanchâtre, les urines abondantes et citronnées. Après les douze premières heures de sa durée, le frisson recommence, l'accès de chaud lui succède : quand il a subsisté quelques momens, la sueur s'exhale de tout le corps en forme de vapeurs huileuses; quand il y a en même tems pertes rouges, les lochies, qui ne cessent de couler, teignent souvent les urines, et empêchent d'en reconnaître la nature. Cette fièvre reconnaît pour cause la sécrétion laiteuse, et elle ne survient que pour la former; c'est un mouvement utile pour abréger la séparation du lait de la masse générale des fluides : quand le lait est doux, et qu'il n'a acquis aucune acrimonie par les passions de l'ame, il s'écoule facilement, principalement chez les femmes qui avaient les seins ouverts et remplis avant l'accouchement. On pourrait attribuer cet accès de fièvre aux fatigues de l'accouchement, s'il était sans rémission, et qu'il ne fût pas suivi du gonflement des seins : les sage - femmes reconnaissent promptement cette fièvre ; elles l'appellent vulgairement, *montée du lait*. L'enflûre, la tension, la douleur des mamelles, l'abondance du lait qui survient ensuite, et tous les autres symptômes prouvent que le lait qui était destiné à nourrir le fœtus dans la matrice, reflue dans la circulation, lorsque ce viscère se resserre, et que le but que la nature se propose en excitant la fièvre, est de dilater les vaisseaux des mamelles, en y envoyant une plus grande quantité de sang, et de préparer une voie au chyle, après qu'il s'est converti en lait. Celui-ci se forme dans les glandes des mamelles, parce qu'ayant à peu près la même pesanteur spécifique que le lait et le couloir, elle le sépare du sang en le pompant. Il ne s'y formait point auparavant, parce que les tubes artérieux lymphatiques n'étaient pas assez dilatés. Cette fièvre prépare la voie à ce fluide par un effort utile, et qui est rarement impétueux.

Le traitement de cette maladie consiste à ne rien troubler, et la nature guérit ; il suffit que la malade reste au lit pour favoriser la transpiration, qu'il convient néanmoins d'aider d'une boisson tiède, douce et sans action, que celle qu'elle tient de la chaleur et de sa qualité aqueuse : on tiendra en même tems les seins couverts de mousseline. Si l'accouchée nourrit, l'engorgement des mamelles se dissipera bientôt : dans le cas contraire, on prescrira la succion, ou bien l'on se servira des mamelons ou d'autres moyens artificiels ; néanmoins la succion est préférable ; l'humidité de la bouche du nourrisson, la manière dont elle embrasse le mamelon, les titillations qu'il exerce continuellement, la similitude des membranes, tous ces avantages ne peuvent se rencontrer dans aucun autre procédé.

Il faut observer que la nature, occupée d'une sécrétion aussi abondante que celle du lait, ne peut que très-incomplètement donner ses soins aux digestions, surtout pendant l'état fébrile ; aussi nous recommandons la diète, comme le moyen le plus certain de faire promptement cesser tous les accidens. Les alimens produisent le chyle ; celui-ci le lait ; et comme dans cette circonstance son abondance a été la seule cause qui, en entretenant l'engorgement des seins, peut donner quelque continuité à la fièvre, il faut mettre tous ses soins à diminuer sa quantité, pour empêcher les congestions qu'il peut occasionner: d'ailleurs, c'est le moyen d'éviter les désordres qui sont la suite des engorgemens et de la tuméfaction excessive des glandes. Vers le troisième ou quatrième jour après l'enfantement, si le ventre n'était pas libre, et qu'il n'y eût ni sueurs, ni frissons, les lavemens émolliens seront de la plus grande utilité. Les purgatifs ne peuvent être prescrits qu'autant que les seins seraient trop volumineux, le lait surabondant, la bouche mauvaise, la langue sale : il serait dangereux de les employer quand l'écoulement lochial est abondant et encore sanguinolent.

En général, cette affection est bénigne et n'exige pas beaucoup de médicamens; d'autre part, les médecins sont rarement appelés pour son traitement.

De la rémittente adynamique des accouchées.

Du premier au second jour après l'accouchement, les malades sont dans un état d'abattement extrême ; elles se plaignent d'un sentiment douloureux dans toute la capacité abdominale, les forces paraissent être considérablement diminuées, la figure est décolorée, les lèvres pâles, l'œil terne, le pouls petit ; il subsiste un sentiment de froid dans le dos, qui se renouvelle souvent. Ces accidens sont suivis de la prostration des forces musculaires, d'une chaleur âcre, brûlante et mordicante au toucher, de l'aridité de la langue, qui devient noire, gercée et tremblante ; les gencives sont recouvertes d'une matière glutineuse et noirâtre, les excrémens fétides, les sueurs froides, etc. Les cadavres des femmes qui succombent à cette maladie, ont principalement offert la phlogose et la gangrène du péritoine et de l'épiploon.

La suite de cette affection entraîne après elle des défaillances, le boursoufflement de l'abdomen, la flaccidité des seins, des douleurs coliquatives, une diarrhée fétide d'humeurs peu liées, d'une couleur brune-foncée, d'autre fois verdâtre et muqueuse, suppression des lochies, fièvre affectant le type rémittent, engourdissement cérébral, céphalogie peu considérable, urine crue. Vers le troisième jour de la rémittente adynamique, la fièvre sécrétoire laiteuse se fait sentir; elle produit une espèce de révolution favorable; la figure se colore, le pouls reprend plus de vigueur, l'accès de chaud se termine par des sueurs gluantes, qui ont une odeur fétide, et qui se font principalement remarquer à la tête et entre les deux seins; les autres parties restent souvent froides, quoiqu'aussi baignées de sueur; la diarrhée devient plus fréquente, et les seins restent flasques. Bientôt après langue humide, froide et tremblante; capacité abdominale très-météorisée, diarrhée bourbeuse, noirâtre et septique ; les sueurs exhalent une odeur cadavéreuse ; le pouls est serré , ondulant et misérable ; il survient des disparates ; ces malades ne se plaignent plus du bas-ventre ; les déjections alvines passent sans ténesme et souvent sans qu'elles s'en aperçoivent. Depuis ce moment, jusqu'à la terminaison de la maladie , qui est souvent brusque et funeste , les mêmes symptômes subsistent toujours en s'aggravant.

Toutes les maladies qui surviennent lorsqu'une cause quelconque a augmenté l'irritabilité nerveuse , ne peuvent raisonnablement s'attribuer qu'à cette irritabilité long-tems prolongée : or , l'état douloureux des nerfs pendant la grossesse , les changemens morbifiques et la conversion des humeurs qui en sont la suite , peuvent donc disposer à l'adynamie , ainsi qu'une faible constitution , un accouchement laborieux , des fleurs blanches corrosives supprimées , l'action débilitante d'une vie molle et sédentaire , une température froide , la crainte de la mort avant et pendant l'accouchement, des impressions fâcheuses sur la puissance sentante, l'existence d'une fièvre intermittente pendant la grossesse, le mauvais régime de cette période, conseillé par un goût dépravé, paraissent être la cause de l'adynamie des nouvelles accouchées ; outre cela, la production d'un nouvel être ne s'opère pas sans agir fortement sur la vitalité de la mère ; elle décompose tellement les traits de la figure, diminue si sensiblement les forces physiques, qu'on peut volontiers croire qu'il y a certain changement morbifique dans les fluides (1). Nous ne savons pas jusqu'à quel point ces mutations existent, ni combien elles peuvent devenir funestes ; mais comme cette remarque n'est pas une chimère, les physiologistes peuvent tenter de nous en donner la solution. L'accouchement, par la secousse qu'il oc-

---

(1) Voyez le sang extrait des veines des femmes grosses , et jugez.

casionne, met toutes les causes de maladies dans le cas d'agir en même tems. Dans la fièvre adynamique, les sécrétions lochiale et laiteuse sont complètement supprimées; elles inondent la capacité abdominale, circulent dans les fluides, et acquièrent une si grande acrimonie, que la portion d'elles, qui passe dans la transpiration, est d'une odeur cadavéreuse; ce qui donne à présumer quel doit être leur effet sur les organes où elles séjournent, puisque l'autopsie a toujours démontré, à la suite de l'adynamie, la phlogose, la gangrène du péritoine et de l'épiploon.

Il y a peu de maladies qui exigent des secours aussi prompts que celle-ci; les instans perdus ne se récupèrent jamais. Médecins expectans, vous n'aurez pas beaucoup à exercer vos doctes réflexions, et vous verrez bientôt comme l'on passe des angoisses de l'agonie à la mort.

La nature accablée a besoin qu'on vienne à son secours; la vie si évidemment menacée

doit

doit rendre actif, et il faut tenter toujours, quoiqu'on ne soit pas persuadé de jouir du doux plaisir de rendre un mourant à la vie.

Le traitement de l'adynamie des accouchées est rempli d'obscurité ; aucune circonstance déterminée pour les prescriptions des prétendus spécifiques ; énumération vague des symptômes ; tems mal observé pour l'action des remèdes ; différence des tempéramens omise ; jours ou tems de la durée de la maladie non désignée ; confusion étrange sur l'idée de sa nature ; effets consécutifs regardés comme cause première ; anomalies individuelles faisant corps dans la nomenclature des accidens qui l'accompagnent quelquefois, et dénommés comme existans constamment ; même diffusion sur sa nature essentielle ; pas plus d'ordre pour son diagnostique que pour sa curation.

Faut-il suivre la pratique de Doulcet, celle de Leake ou de Laroche ? Doit-on toujours donner des vomitifs et des potions huileuses, hermétisées, ou bien ne faire

5

prendre que la potion porigorique et des boissons douces ? Convient-il mieux de saigner tous les jours, comme le médecin de Genève et de Valladolide ? Examinons chacune de ces méthodes, et jugeons autant bien que le demande une question aussi grave, ce qu'elles peuvent avoir d'inconvéniens et d'avantages, principalement d'après leur résultat. Doulcet a obtenu de grands succès à Paris, de l'usage de l'ipécacuana et du kermès minéral, dans les maladies des nouvelles accouchées. Les devait-il absolument à ce genre de traitement, et la maladie qui existait alors, était-elle une vraie adynamie, ou la rémittente putride ? Je l'ignore tout-à-fait, ainsi que beaucoup d'autres, puisque nous n'avons de lui que des prescriptions et aucune observation régulière du cas où il s'est trouvé. Ne peut-on pas présumer que la maladie était la rémittente gastrique, la plus commune des affections qui surviennent à la suite des couches dans la classe populaire, et celle qui par conséquent s'est rencontrée le plus souvent désignée sous le nom de *puerpérale* ? Son traitement semble autoriser cette opinion , et lui donne un tel degré de probabilité qu'il devient difficile de nier la conséquence que nous établissons. Maintenant je suppose que la maladie soit annoncée avec les symptômes que nous avons énumérés, quelle est l'indication des vomitifs et des évacuations ? Est-ce la faiblesse, les syncopes, la pâleur de la face, la suppression des lochies et la flaccidité des seins, l'extinction des forces vitales ? Dans quelqu'état de barbarie où la médecine pût être plongée, aucun homme, qui fait profession de l'art de guérir, ne se permettrait cette conduite cruelle, à moins qu'il n'ait tout-à-fait perdu le jugement.

Leake faisait prendre de la teinture de rhubarbe unie avec l'opium dans l'adynamie des nouvelles accouchées, pour combattre, dit-il, la diarrhée; mais regarde-t-il l'opium comme un corroborant à l'instar des Brounistes, et ne devait-il rien craindre de son effet stupéfiant ? Si l'action d'un air froid et humide est la cause la plus commune de cette maladie, puisqu'elle règne particulièrement dans les mois les plus froids de l'année, les stupéfians sont donc nuisibles. Le froid jouit d'une puissance sédative très-forte ; il diminue l'énergie du principe vital, comme l'a démontré Spallanzani dans ses Opuscules de physique animale et végétale ; cependant le froid seul ne peut pas être considéré comme étant la seule cause des accidens qui suivent les couches ; mais on ne peut douter qu'il n'en détermine plusieurs, en diminuant, ainsi que l'opium et les secousses antérieures à l'accouchement, les forces nerveuses.

Si le froid peut déterminer quelquefois l'adynamie en raison de ses qualités sédatives, l'opium qui engourdit le principe sentant, ne doit donc pas être regardé comme moyen curatoire d'une maladie où la stupeur est si évidente. Je pense qu'il est nuisible, non-seulement parce qu'il peut occasionner la mortification des intestins, qui n'y sont déjà que trop disposés, mais encore parce qu'il supprime les évacuations alvines par ses qualités astringentes; et ces évacuations, au contraire, doivent quelquefois être sollicitées, d'après le sentiment des médecins chimiques qui les regardent comme étant critiques, dans le cas où la guérison peut s'opérer.

Il est inutile de discuter le traitement de Laroche ; depuis que les médecins sont plus confians aux efforts de la nature qu'à leur science, il en est résulté que la vie des malades n'a plus été sacrifiée à des hypothèses, quelquefois spécieuses, mais le plus ordinairement absurdes et remplies de maximes dangereuses.

Il nous a toujours paru que les soins du médecin dans la maladie qui nous occupe, consistaient principalement à éviter l'action des matières propres à donner lieu à la putréfaction par leurs exhalaisons, à détruire ou corriger la tendance des fluides à ce même état, par l'action d'un air pur et des antiseptiques , en éloignant promptement l'accumulation des vapeurs morbifiques, en interdisant la nourriture animale et les bouillons gras, en changeant souvent de linge les accouchées, en donnant le quinquina sous toutes les formes , en réveillant l'engourdissement nerveux par les épipastiques; combattre le boursoufflement du basventre par les fomentations amères vineuses, et la diarrhée adynamique par des lavemens fréquens de quinquina.

Tous ces moyens curatoires tendent à parer au danger survenu ; il en est un qui le prévient quelquefois : c'est la succion , qui, en attirant la lymphe laiteuse aux mamelles, empêche qu'elle ne se dépose sur quelqu'autre partie. L'observation a appris en quelque sorte le diagnostique de l'adynamie des nouvelles accouchées. Plusieurs accoucheurs ont remarqué (1) que les

----

(1) Leake , Doublet, Doulcet, de Laroche.

femmes , qui doivent éprouver des affections graves après la délivrance , ont les
seins dépourvus de lait au terme de l'accouchement ; qu'elles ont été sujettes, pendant leur grossesse, à l'hystéricisme; que les
vomissemens des premiers tems de la gestation se sont prolongés très-long-tems, et
les accidens nerveux ont été plus considérables que dans les cas ordinaires. D'autre
part , après l'accouchement , le pouls est
petit , serré , versatile ; la figure pâle , les
yeux abattus , les lèvres décolorées; le tissu
cellulaire des environs des yeux est gonflé;
il subsiste une prostration de forces très-
considérable ; la fièvre survient sans soif ,
l'accès de chaleur est peu marqué , le ventre
est bouffe sans être douloureux.

L'adynamie semble exister dès le premier jour après l'enfantement, tandis que
beaucoup d'autres maladies des accouchées
ne naissent que du quatrième, cinquième
ou sixième jour, et même plus long-tems
après cette fonction. Comme les autres af-

fections septiques , celle - ci se complique souvent de vers , et elle réclame les moyens qui conviennent dans de semblables circonstances.

De la rémittente ataxique des nouvelles accouchées.

TANT d'auteurs se sont exercés à nous donner des détails sur les maladies des femmes en couche , qu'on peut , par un extrait analytique de leurs ouvrages , ranger chacune d'elles dans la classe qui leur est propre ; néanmoins il faut de l'expérience et de la méthode d'observation pour mettre en ordre leurs diffuses remarques. La géométrie médicale est la chose impossible , mais la relation vraie et méthodique des faits observés , sans prévention , peut beaucoup aider la science. Guidés par l'esprit de justice , et regardant nos tableaux comme étant vrais , quoique susceptibles d'erreurs, nous ne prescrivons rien à per-

sonne ; et nous nous ferons toujours un mérite d'avoir des obligations à qui voudra bien
relever nos fautes, et nous donner des avis
qui puissent augmenter notre instruction,
pour être plus utile au soulagement de l'humanité.

L'auteur d'une réforme avantageuse à la
science médicale, l'Hyppocrate de nos jours,
le docte et judicieux Pinel devait-il se con-
tenter de donner des observations simples
de la fièvre puerpérale des nouvelles accouchées ? Son génie observateur, sa philoso-
phie médicale lui permettaient-ils de narrer
simplement ces histoires ? Il devait nous
éclairer, et, sans ménagement, abattre cet
échafaudage qui fait de diverses affections
une maladie unique.

Il faudrait n'avoir jamais vu de malades à
la suite de l'enfantement, pour méconnaître
un instant les divers symptômes qu'elles
éprouvent ; tantôt septicité évidente, prostration extrême, irrégularités nervales, soulèvement de l'estomac, inflammation vive et

primitive, inflammation moindre et consé-
cutive, éruptions adynamiques, ataxie pro-
noncée, etc.

Peu après l'accouchement, les femmes
qui doivent subir la fièvre rémittente ataxique éprouvent une prostration de forces
considérable ; le pouls est faible, sans être
plus fréquent que dans l'état naturel ; il
ne survient ni maux de tête, ni tranchées
bien vives ; les fonctions du cerveau paraissent plutôt affaiblies que troublées, les
urines sont pâles, la figure est décolorée,
les lèvres blanches, la bouche humectée ;
la langue, dans les premiers tems, est dans
l'état naturel ; la perte totale de l'appétit
survient ensuite, et ces malades éprouvent
un sentiment de langueur et de lassitude
générale ; le lait gonfle peu les seins, les
vidanges coulent, mais elles sont séreuses,
mêlées d'un sang fort délié, sans mauvaise
odeur. Ces accidens subsistent quelques
jours, sans qu'ils paraissent augmenter la
vitesse de la circulation ; mais peu à près il

survient un accès de froid vers le soir ; il est peu considérable et sans frisson remarquable ; les accouchées veulent être plus couvertes à cette époque que dans le jour ; vient ensuite une chaleur plus marquée, et les malades, sans qu'il y ait du délire , ont des rêves fatigans ; si on leur fait sortir une main hors du lit, et qu'on leur fasse écarter les doigts, sans que cette main soit appuyée, chacun d'eux est affecté de tremblement et de mouvemens convulsifs ; le pouls, dans cette circonstance, n'est ni plus haut ni plus fréquent que dans l'état de santé ; il paraît seulement un peu plus de faiblesse ; il y a de légers soubresauts dans les tendons, et les fonctions vitales semblent considérablement s'affoiblir ; les maux de cœur surviennent quelquefois, ainsi que les vomissemens : les accouchées rendent alors quelqu'humeur glaireuse ou une eau limpide ; la chaleur du corps est inégale, les extrémités inférieures et la figure sont toujours plus froides que les autres parties ; la diarrhée n'est ni fréquente ni septique ; il ne survient ordinairement que deux évacuations vers le soir, qui se succèdent assez promptement ; les déjections sont liquides et jaunes, les urines le plus souvent sans sédiment, les sueurs imperceptibles ; il n'y a qu'une légère moiteur le matin entre les deux seins. Cette maladie existe ainsi pendant les premiers jours ; mais bientôt après les fonctions du cerveau paraissent se troubler de plus en plus ; la stupeur, l'insensibilité, le dérangement des fonctions intellectuelles, le délire, la perte de la mémoire, des terreurs imaginaires, le désespoir, la tristesse, la taciturnité, le trouble des organes des sens externes, des spasmes partiels ou universels, le rire sardonique, les soubresauts des tendons, la tension de l'abdomen, la siccité des seins, la rigidité des muscles droits du bas-ventre, le coma, la langue tremblante et recouverte d'un enduit brunâtr , l'ouïe très-imparfaite, les yeux ca es e ternes, des sueurs locales et gluantes inondent la tête et la poitrine ; le pouls est petit et ondulant, les excrémens s'échappent d'une manière involontaire, et la mort survient à une époque moins éloignée que chez les autres individus.

D'où peuvent naître des symptômes si effrayans et si cruels? Je soupçonne que l'état d'irritabilité du système nerveux, depuis la conception jusqu'à l'enfantement, en est la seule cause : en effet, chez beaucoup de femmes il se propage depuis la conception jusqu'à l'enfantement ; les symptômes ou accidens morbifiques de la grossesse dépendent presque tous de cette irritabilité long-tems prolongée. L'excitement du système étant extrême et de longue durée, il en résulte qu'il doit après la couche se trouver dans un état d'inertie complet, comme le calme est la suite naturelle et nécessaire des convulsions.

Sans pouvoir approfondir absolument les causes déterminantes de la fièvre rémittente ataxique des nouvelles accouchées, nous avons remarqué que celles qui y étaient principalement disposées avaient un tempérament faible , un relâchement remarquable de fibres, des pertes considérables, occasionnées par l'accouchement, un défaut d'abondance du fluide nerveux , et ayant usé très-immodérément des plaisirs de l'amour; outre cela, soit qu'elles aient éprouvé de violens chagrins, des pertes blanches corrosives, qu'elles aient fait un abus condamnable des boissons alkoolisées, ou qu'elles aient subi un traitement mercuriel jusqu'à la salivation.

Un examen sévère et réfléchi sur le danger et la nature de la fièvre ataxique des nouvelles accouchées, nous a fait adopter un mode curatoire semblable à ce que parait exiger la nature. Assez convaincus de l'inutilité des leçons données par ceux dont la bonne foi veut servir de guide et semble autoriser les maximes, nous rejeterons ces indications et ces contre-indications qu'ils donnent pour règle aux médecins, convaincus qu'il est possible de s'éloigner sans danger de leurs savans, mais inutiles préceptes. Que penser de celui qui peut toujours guérir, et qui le plus ordinairement ne voit pas la vingtième partie des accidens qu'il a à combattre ? Faut-il plaindre le rétrécissement de son esprit au mépris de sa coupable cupidité ? C'est ce que je laisse à juger.

Après ce que nous avons dit des causes et du caractère essentiel de la fièvre ataxique des nouvelles accouchées, il semble que le traitement restaurant doit prévaloir sur celui proposé par les partisans de la péritonite; on doit donc être très-réservé sur les prescriptions générales d'un même mode de maladie à la suite de l'enfante ment. Depuis que Doulcet a proposé une marche uniforme pour la guérison des femmes en couche, on se serait fait un crime de s'écarter de sa méthode; on s'est interdit toutes recherches, on a cru le but atteint, et son autorité a prévalu. Il faut cependant convenir que les nouvelles accouchées peuvent être affectées comme tout autre individu, et plus facilement encore, de diverses maladies qui n'ont jamais rien eu de commun avec la fièvre puerpérale, dans le sens que nous lui donnons, sinon celui de leur invasion. Sans consulter la marche de la nature et les différences qu'elle présente dans les symptômes qu'elle offre à la suite des couches, on s'est contenté d'une dénomination générale et d'un traitement relatif à cette idée.

La rémittente ataxique n'offre jamais dans l'invasion, ni la détumescence des seins, ni le boursoufflement de l'abdomen; c'est seulement après quelques jours de sa durée qu'elle présente ces phénomènes; elle est donc différente des autres fièvres des accouchées; elle mérite donc des attentions et un traitement particulier. Elle semble évidemment produite par la débilité de la puissance nerveuse; elle paraît consister dans un degré de faiblesse assez puissant pour diminuer considérablement l'énergie du cerveau; de cette manière

manière elle est dans l'impossibilité d'opérer une réaction qui ferait d'elle une fièvre aiguë ou une intermittente: or, si c'est le défaut d'action des forces vitales qui lui imprime cette marche lente, il faut en conclure que les moyens curatifs doivent tendre à procurer un certain degré d'excitement capable d'amener des crises. Ce ne serait que suivre les indications les plus naturelles, qui consistent à donner de l'énergie, lorsqu'il en manque, et à la réprimer quand elle occasionne les restrictions et le spasme.

L'état d'engourdissement du cerveau se fait apercevoir sur les fibres musculaires qui, dans cette maladie, sont peu irritables; le délire et le coma ne sont produits que comme dans les allucinations, le défaut de jugement en raison de la faiblesse de la puissance nerveuse. Cette circonstance sert à expliquer pourquoi les sécrétions lochiales et laiteuses ne se suppriment que difficilement dans la fièvre ataxique des nouvelles accouchées, tandis que dans les autres maladies elles disparaissent facilement ; il me semble que , dans le premier cas, la nature n'est pas assez puissante pour donner lieu ni à des accès vigoureux ni à un grand spasme, tandis que dans d'autres elle agit en raison de la force et de la violence de la cause qui l'affecte. L'état des forces doit être examiné soigneusement dans une maladie quelle qu'elle soit , et particulièrement dans l'ataxie : celle-ci n'exige point, pour sa curation, des vomitifs, des purgatifs, des éménagogues ; mais tout simplement des bouillons de viande, du quinquina, du vin d'Espagne et d'autres restaurans.

De la fièvre rémittente éruptive miliaire des nouvelles accouchées.

Si les nouvelles accouchées n'ont rien de fâcheux à redouter à la suite de l'enfantement, elles éprouvent, peu après cette fonction, un calme sensible ; mais quand, au contraire, elles sont menacées de la maladie que je vais décrire, depuis l'instant de la délivrance jusqu'à la naissance de la fièvre laiteuse, on observe une agitation fébrile. Alors la révolution que celle-ci occasionne excite de nouveaux troubles, et c'est l'époque la plus ordinaire de l'invasion de la fièvre miliaire.

Cette maladie apparaît habituellement du cinquième au septième jour après l'enfantement, dans le tems où les femmes sont soumises à l'écoulement puerpéral ; cette fâcheuse circonstance complique et augmente les accidens, de telle sorte que le médecin doit porter la plus grande attention vers ce point essentiel, qui fait différer l'affection éruptive de celles qu'on rencontre dans d'autres occasions, et lui imprime un caractère semblable à toutes les affections aiguës qui suivent les couches.

Elle commence par un frisson assez vif, qui est suivi de chaleur et d'une douleur sous-orbitaire, accompagnée fréquemment, même dès l'invasion, d'un délire nocturne semblable aux rêves; le lendemain les malades se plaignent d'une lassitude générale; il y a quelquefois rémission le matin, et dans le jour il existe des sensations irrégulières de chaud et de froid, de légers mouvemens convulsifs, et fréquemment un tremblement manifeste des mains, de la toux et de l'oppression avec anxiété précordiale.

Pendant les premiers jours la peau est sèche et brûlante, la soif extrême, la langue rouge à ses bords, légèrement chargée vers son milieu; la fièvre est plus forte le soir, et la douleur de tête plus marquée; les matins, ces malades sont couvertes de sueurs copieuses assez générales, mais néanmoins plus abondantes à la poitrine et à la tête qu'aux autres parties. Cette sueur exhale une odeur aigre, et affaiblit considérablement les malades qui, après les avoir éprouvées, ne peuvent se tenir assises sur leur lit sans ressentir des défaillances, des envies de vomir; quelquefois même elles rejettent, par le vomissement, une certaine quantité de bile poracée; l'oppression, la toux, les anxiétés, les faiblesses subsistent souvent ensemble et presque continuellement.

Depuis l'instant de la naissance de cette fièvre jusqu'au quatrième ou cinquième jour de sa durée, on observe que les nuits sont toujours plus fatigantes que les jours, le pouls y étant plus fort, la chaleur plus intense et l'altération plus considérable.

Dans cette affection, le ventre est souvent resserré, les urines pâles et assez abondantes en raison des sueurs; il y a quelquefois suppression complète des lochies, d'autres fois simplement diminution dans leur écoulement. Les malades éprouvent des pulsations au col par le battement, augmenté des carotides aux tempes, spécialement vers le redoublement, accompagnées de douleurs dans les membres et dans la poitrine.

Tous ces symptômes existent et augmentent même pendant quelques jours, suivant que l'éruption est plus ou moins proche;

les sueurs deviennent encore plus abondantes et plus débilitantes ; leur odeur est
fade et urinaire ; il survient des prurits, des
picotemens à la peau et un sentiment d'engourdissement de stupeur profonde dans les
doigts. Ces symptômes sont les précurseurs
de l'éruption ; la peau se couvre alors de
petites pustules rondes, très-peu séparées ;
elles sont rouges ou blanches, pourprées ou
vésiculaires, remplies d'une sérosité limpide ;
quelquefois elles contiennent une humeur
plus épaisse et jaunâtre. Il convient d'observer que si cette première éruption n'amène
pas de la diminution dans les accidens, si
elle laisse subsister la cardialgie, si les
urines sont aussi peu colorées qu'avant
qu'elle ne parût, on doit craindre que le
redoublement du soir ne soit accompagné
du délire ; ce qui devient un indice certain
que la nature est encore opprimée par un
reste d'éruption. Il faudra quelques jours
pour qu'elle devienne complète ; mais si le
cerveau se trouble davantage ou qu'il perde

encore de son énergie, que l'abdomen se météorise, que la rétropulsion du lait s'opère, que les lochies se suppriment, alors la maladie sera portée à son plus haut degré de danger.

Néanmoins elle n'est pas toujours accompagnée d'accidens aussi graves ; la première éruption diminue souvent la plupart des symptômes fâcheux ; la toux devient moins âcre et moins fréquente, la respiration jouit de plus de liberté, les anxiétés précordiales disparaissent, ainsi que le soulèvement de l'estomac ; la rémission est plus sensible, il y a une certaine force, les traits de la figure reprennent une expression moins sinistre, l'éruption se continue lentement et sans trouble ; la fièvre subsiste seulement la nuit avec une certaine vigueur ; mais la diminution des autres affections symptômatiques annoncent que l'éruption a été décidément critique.

En faisant attention à ces deux états, on les trouve bien dissemblables. Dans le premier cas, l'organe essentiel des sensations est principalement affecté. Le coma, qui en est la suite, trouble la marche des sécrétions; le fluide vital se concentre vers son siége, et abandonne les parties éloignées; ce qui occasionne le froid des extrémités, la suppression des vidanges, la rétropulsion de la matière laiteuse, et les accidens fâcheux que nous avons énumérés.

Au contraire, quand l'éruption est avantageuse, les symptômes perdent de leurs forces; l'humeur, qui remplit les pustules, s'épaissit, la peau devient moite, cette chaleur mordicante s'évanouit; les boutons, qui étaient restés en arrière, grossissent et acquièrent leur maturité, pour parvenir à la desquamation. Les pustules qui n'ont pas pris la forme de phlyctènes, pâlissent et arrivent heureusement à l'état sulfureux; d'autres fois elles se percent d'elles-mêmes, et laissent échapper un fluide sanieux; on remarque qu'alors leur dessèchement est plus prompt que dans tout autre cas.

La diarrhée accompagne presque toutés les maladies aiguës des femmes en couche, qui subsistent quelque tems. Dans la fièvre miliaire, le ventre est resserré pendant les premiers jours, au moins le plus ordinairement; mais quand l'éruption se fait avec désordre, elle survient promptement; les éjections alvines sont alors fréquentes, liquides et septiques au plus haut degré; les seins deviennent flasques; les sueurs ont une odeúr fétide; la figure se décompose, et la putridité fait bientôt d'affreux ravages.

La nature veille à sa conservation plus sûrement et mieux que ne le peuvent les médecins. Hippocrate et Sthal le savaient, et l'ont dit. Souvent ce que nous nommons des désordres, ne sont, au contraire, que des efforts heureux qu'elle fait pour vaincre les miasmes et la contagion qui dérangent son équilibre : toujours sage et prévoyante, elle se garantit quand on la' croit accablée, et succombe quelquefois, étant jugée victorieuse.

C'est donc par une étude bien réfléchie de ses phénomènes qu'on peut découvrir ce qui lui nuit, et la soulager quand elle est opprimée : c'est par les connaissances que fournit l'observation qu'on peut l'aider dans les maladies dont les causes sont obscures. Heureux celui qui, exempt de système, étudie sa marche, et cherche les inductions des symptômes pour appliquer un traitement fructueux !

Nous avons observé que l'invasion de cette maladie datait de l'époque de la terminaison de la fièvre laiteuse, en faisant remarquer que, dès l'instant de la délivrance, il subsistait un état perturbateur particulier qui troublait les sécrétions ; ce qui doit faire regarder cette affection comme dérivant de ce premier trouble.

La puissance nerveuse s'affecte facilement dans cette circonstance par la moindre des causes qui peuvent jouir de la propriété de produire ce fâcheux résultat ; et quand elle est affaiblie, il survient une infinité d'accidens qui occasionnent l'accumulation des fluides dans la capacité abdominale, la suppression de l'écoulement lochial, la siccité des seins; alors ces humeurs, ayant resté quelques jours en stagnation, deviennent hétérogènes; elles donnent lieu à une réaction fébrile, afin que la nature pousse au dehors ce qu'il y a d'acrimonieux.

Que cette faiblesse nerveuse soit antérieure à l'accouchement, ou qu'elle en soit la suite médiate, c'est elle qui dérange la marche des sécrétions. Il n'est pas étonnant que, dans cette circonstance, le systême ne jouisse pas d'une bien grande activité, parce que son irritation est continuelle pendant la durée presqu'entière de la gestation; ce qui donne lieu aux maladies nerveuses depuis l'instant de la conception jusqu'à celui de la délivrance. Peut-être aussi que les vices qui sont si remarquables, particulièrement dans le sang des femmes grosses, ne reconnaissent pour cause que cet état continuel de douleur et de tiraillement de la part des nerfs.

Si nous admettons, pour cause principale de cette maladie, l'irrégularité des fonctions de l'organe des sensations, nous le trouverons affecté dès l'invasion de la fièvre rémittente éruptive des femmes en couche. Les rêves ne sont que les préludes du délire, et celui-ci des autres accidens; cette présomption acquiert encore plus de force, si nous considérons l'éruption comme produite par les mauvais effets d'un air chargé de miasmes. Les épidémies éruptives particulières aux femmes en couche, qui ont si cruellement exercé leur fureur à Francfort-sur-le-Mein, à Leipsick, en Hongrie, en Picardie, en Italie, étaient vraisemblablement produites par une qualité pernicieuse de l'air de ces contrées, et affectaient de préférence les femmes en couche, par la débilité qu'occasionne un long érétisme nerveux qui les rendait aptes à recevoir son impression funeste.

Il faut donc regarder la miliaire comme symptômatique d'une affection plus essen-

tielle. Observons soigneusement ce qui arrive avant son apparition , et convenons avec
Dehaen qu'elle n'est pas idiopathique. Cette
maladie peut être le produit d'un traitement
particulier; elle ne survient pas chaque fois
que le type de la fièvre qui la dénote fait
prédire son approche; elle n'est point le
produit d'une humeur qui doit toujours se
porter aux émonctoires cutanés; des évacuations alvines spontanées la préviennent
souvent, ainsi qu'une abondante sécrétion
des urines ou des sueurs.

L'accès de fièvre que l'état de trouble sus-
cite est dû à la tendance qu'a la nature de
rétablir l'équilibre, et à élaborer les causes
morbifiques qui dérangent son harmonie :
cela arriverait constamment, si elle était
toujours douée d'assez de force pour opérer
cette œuvre. Quel que soit son état de faiblesse, elle entreprend néanmoins son ouvrage; mais quand des accidens, qui pourraient porter le désordre dans sa marche,
lors même qu'elle posséderait toute sa vi-

gueur, viennent encore la troubler, elle succombe enfin , et laisse les fluides excrémentiels s'accumuler, augmenter le péril et l'inonder de toutes parts. Cette accumulation de lait, qui ne monte plus à ses couloirs naturels; les lochies qui se déposent dans la cavité abdominale, ou qui rentrent dans la circulation générale ; les fluides séroso-lymphatiques qui abreuvent si souvent le tissu cellulaire des extrémités inférieures dans les derniers tems de la gestation, toutes ces humeurs sont sans issue , disposent les intestins à la corruption, et en imprimant un état de gêne considérable , diminuent la force conservatrice dont on a tout à espérer. Quoique fatiguée par tant de causes, elle veille à sa conservation par des efforts multipliés : elle fait passer à la peau, dès l'invasion de la maladie, des sueurs abondantes, qui ont l'odeur de lait aigri; elle continue cette élaboration pendant plusieurs jours, et fait paraître ensuite une éruption qui quelquefois la soulage.

Les sueurs et l'éruption n'auraient donc pas eu lieu, s'il n'y eût eu une impression propre à porter le trouble dans l'économie animale : qu'elle reconnaisse pour cause soit l'action d'un air vicié, soit l'acrimonie d'une sueur rentrée, soit la rétropulsion du lait ou la suppression lochiale, toujours est-il vrai que l'éruption miliaire tire son origine de l'une de ces causes, ou même de toutes à la fois. Ses causes éloignées viennent d'une vie oisive et sédentaire. Les femmes qui dorment beaucoup, surtout pendant le jour, et qui veillent la nuit ; celles qui jouent avec passion, qui se nourrissent d'alimens incendiaires, qui se font une habitude abusive de l'usage du thé, du chocolat, du vin pur, de liqueurs spiritueuses ; les femmes cacochymes, les valétudinaires, celles qui sont blondes et d'un tempérament délicat ; les pléthoriques ; celles qui ont éprouvé des fièvres intermittentes pendant leur grossesse, des digestions vicieuses, des cours de ventre, des crispations nerveuses, sont plus exposées que les autres à la fièvre miliaire.

Avant que l'éruption se fasse, il est diffi-cile d'assigner si la maladie sera éruptive , parce que les accidens subsistans ont beau-coup de ressemblance avec ceux qui accom-pagnent plusieurs autres fièvres : cependant les sueurs sont plus abondantes dans cette affection ; leur odeur est aussi plus aigre, les anxiétés plus pressantes, la chaleur de la peau plus considérable , ainsi que la soif. Le ventre est resserré sans tension ni boursouf-flement, au moins dans l'invasion; les urines sont crues et abondantes, la figure rouge ; le vomissement spontané est précédé du hoquet; il fournit des humeurs bilieuses, vertes, âcres et irritantes : l'hémorragie nasale survient aussi plus fréquemment dans cette maladie que dans les autres affections aiguës des ac-couchées.

La difficulté de respirer , la toux , des sou-pirs profonds et fréquens, une peau délicate,

l'épidémie

l'épidémie régnante ; toutes ces causes existant en même tems avec la plupart des symptômes mentionnés, peuvent servir au diagnotique de la maladie.

Elle survient en tout tems, néanmoins plus particulièrement dans les chaleurs de l'été.

Quand l'éruption paraît, il n'y a plus de doute sur le caractère de l'affection, qui prend son nom de la ressemblance de ses boutons avec le grain de millet.

Cette maladie est très-dangereuse, quel que soit son état de douceur dans son invasion.

Le délire est son symptôme le plus grave.

La disparution de l'éruption cause promptement la mort, si elle ne reparaît de nouveau.

Une diarrhée fétide fréquente, qui est accompagnée d'un pouls faible, des sueurs locales gluantes, du froid de la figure et des extrémités, de la suppression du lait et des vidanges, de la tuméfaction de l'abdomen, de vomissemens et de hoquets : tous ces acci-dens réunis ne laissent aucun espoir de salut.

Le traitement de la rémittente éruptive miliaire doit être simple, et ne peut avoir pour but que de faciliter l'action dépura-toire de la nature.

Les premiers jours de la maladie, il n'y a pas encore d'éruption ; celle-ci n'apparaît que du quatrième au cinquième jour de sa durée ; les accidens qui subsistent alors peu-vent facilement faire croire que la maladie sera une synope simple ou putride : ce ne sera qu'à l'approche de l'éruption que le mé-decin sera désabusé, lorsqu'il remarquera que les sueurs sont très-abondantes et qu'elles possèdent une odeur acide qu'on n'observe pas dans le plus grand nombre des malàdies des nouvelles accouchées. Ces malades, outre cela, se plaignent de maux de gorge ; elles ont souvent l'intérieur de la bouche rempli d'aphtes ; elles éprouvent un prurit incommode, principalement au cou, à la poitrine, aux aisselles, sur les bras, les mains et le dos, endroits que l'éruption choisit de préférence, la figure en étant toujours exempte.

Si l'on considère l'état de gêne que le volume de la matrice fait éprouver aux viscères du bas-ventre dans les derniers tems de la gestation, et le trouble qui existe dans les fonctions digestives depuis le commencement de la conception ; c'est faire prévoir combien les digestions doivent être pénibles pendant toute cette période ; et en même tems pourquoi il existe après la délivrance des amas humoraux considérables. C'est en raison de cela que les affections les plus sensibles, qui surviennent dans les fonctions pendant la grossesse, prouvent que le ventricule est affecté sympathiquement ; ce qui rend les digestions imparfaites ou de mauvaise nature par l'irritation nerveuse qui a lieu depuis le commencement de la gestation jusqu'au cinquième ou sixième mois de sa durée. Ces mouvemens spasmodiques donnent lieu aux dégoûts et à d'autres accidens purement nerveux. Il faut encore ajouter à ces causes, qui augmentent la surabondance humorale, les mauvais alimens dont les femmes enceintes font usage, et qui leur sont conseillés par la dépravation de leur goût.

Si l'état de la grossesse est propre par lui-même à la formation des stases humorales, la première indication qui se présente à remplir dans les maladies aiguës qui suivent la délivrance, c'est leur évacuation. Souvent une bile poracée croupit dans l'estomac et le duodénum ; elle occasionne le soulève-ment spontané du ventricule; alors la nature vous indique elle-même la marche que vous devez suivre pour l'aider dans l'expulsion de ce qui lui est à charge. Vous rencontrerez encore d'autres indices : la langue est char-gée; il y a des rapports et une haleine fétide, la bouche est amère, et tous les symptômes de saburres se montrent avec évidence et multiplicité.

On pourra donc faire vomir dès l'invasion de cette maladie, sans avoir beaucoup d'égards ni à la faiblesse ni à l'abondance des sueurs : pour cet effet, on fera prendre vingt grains d'ipécacuana dans un véhicule approprié.

Le vomitif peut être réitéré, s'il a produit d'abondantes évacuations bilieuses et qu'il paraisse avoir soulagé ; il suffit de prescrire, pour le courant du jour, une tisane simple, qu'on pourra rendre acide si la soif est extrême.

L'action du vomitif ne cause aucun trouble ; il agit comme stimulant dans cette circonstance ; mais si elle se bornait à des soulèvemens d'estomac, sans vomissemens copieux, ou qu'elle se fût fait apercevoir, en déterminant particulièrement des évacuations alvines, il ne faut pas tarder à prescrire un doux purgatif, qui pourra même être répété si la fièvre qui va déterminer l'éruption n'est pas trop vive, et qu'il n'existe pas une grande rigidité de la fibre avec une tension douloureuse de l'abdomen, ainsi qu'un état considérable de chaleur et de sécheresse à la peau qui contre-indique ce moyen. Les cordiaux doivent être proscrits du traitement de la fièvre rémittente éruptive miliaire, principalement dans l'invasion, parce que, obviant à un symptôme de faiblesse, ils donnent plus d'intensité à la fièvre, peuvent faire survenir des pertes ; et en accélérant la circulation du sang, ils disposent les fluides à la putridité.

Le traitement proposé jusqu'à cet instant, n'est applicable qu'aux premiers jours de la maladie ; mais quand l'éruption apparaît, il ne convient plus d'employer les purgatifs. Quelles que soient nos présomptions sur ce qui peut être utile, il ne faut pas moins rester dans l'inaction : la nature occupée d'une violente crise ne doit pas être contrariée ; il suffit qu'on lui ait préparé la voie, en vidant les foyers humoraux, pour la laisser à elle-même avec sécurité.

Néanmoins cette éruption se fait souvent avec désordre ; les mouvemens nerveux sont fréquens ; il survient quelquefois des vomissemens bilieux et des hémorragies nasales.

Il faut laisser subsister l'hémorragie jusqu'à la faiblesse : elle s'arrête alors d'elle-même. Pour le vomissement, les acides des végétaux sont les seuls remèdes à employer.

S'il s'établit une diarrhée séreuse, il convient de prescrire les lavemens émolliens, sans avoir recours aux astringens intérieurement : sa continuité ne peut être fâcheuse qu'autant qu'elle ferait disparaître l'éruption, ou qu'elle exciterait de violentes tranchées et le ténesme ; alors on peut y remédier avec une potion parégorique, comme le pratiquait Leacke, et prescrire pour boisson ordinaire la décoction blanche de Sydenham.

Quel que soit le tems que la nature emploie pour l'humeur morbifique à la peau, il faut lui laisser toute sa force, et ne pas se croire fondé à exciter des évacuations qui ne pourraient qu'occasionner la rétropulsion des exanthèmes : seulement, si l'on s'aperçoit que l'éruption s'opère avec lenteur, on emploira le camphre en pilules, et si la chaleur de la peau n'est pas accompagnée d'une grande sécheresse et d'altération, on peut prescrire quelques tasses d'infusion de fleurs de sureau, augmenter le poids des couvertures, et chercher à terminer la crise par les voies cutanées.

Si l'éruption n'amène aucun changement dans les symptômes graves qui se sont manifestés, on doit s'attendre à de fâcheux événemens, surtout si le délire et le coma sont fort sensibles. Le ventre se ballonne en raison du trouble du cerveau; les anxiétés précordiales ne laissent aucun repos : un sang épais, en stase dans les vaisseaux cutanés de la face, lui imprime une couleur cramoisie, et tout fait craindre l'engorgement prochain du cerveau.

Il convient alors de mettre en usage les moyens les plus pressans, et de réveiller l'engourdissement du siége de la vitalité, seule cause des désordres. Pour cet effet, on appliquera de larges vésicatoires aux jambes et à la nuque; en même tems on fera des fomentations sur le bas-ventre, avec une forte décoction dans le vin ou le vinaigre, des fleurs de camomille, de petite centaurée, de sommités d'absinthe, tandis qu'on donnera, plusieurs fois dans le jour, des lavemens antiseptiques plus ou moins chargés de quinquina, en raison de la septicité des évacuations alvines et de la prostration des forces.

Les antiseptiques seuls doivent être mis en usage à mesure qu'on a plus à craindre la dégénérescence des fluides. Néanmoins les symptômes deviendront de plus en plus alarmans, si le système nerveux ne reprend quelqu'énergie ; pour contribuer à ces heureux résultats, il faut employer les fortifians spasmodiques. Le musc du Tibet, donné plusieurs fois par jour, à des doses un peu fortes, produit des effets avantageux ; il délivre quelquefois les malades du délire, fait reparaître l'éruption, l'écoulement lochial et laiteux.

Beaucoup de médecins, guidés par l'utilité de maintenir l'éruption miliaire à la peau, ont fait un usage dangereux des sudorifiques, en prescrivant le sassafras, la squine, la mélisse, etc. Ils regardaient la rétropulsion comme l'accident le plus funeste et le principal moteur des autres symptômes ; en cela ils étaient dans l'erreur. La rétropulsion n'est qu'un effet de la débilité du systême, et c'est toujours par le défaut d'énergie vitale que les exanthèmes rentrent, ou ne sortent pas dehors. D'ailleurs cette pratique devait avoir pour résultat d'accélérer les progrès de la putrescence, qui est habituellement plus rapide et plus commune dans les maladies aiguës des accouchées, que dans celles des autres individus, en raison de leurs écoulemens particuliers. Les cordiaux ne sont pas plus admissibles, parce qu'ils produisent une effervescence dangereuse, et que la peau èst communément brûlante, la soif considérable ; il faut seulement, dans cette période de la maladie, employer les rafraîchissans, les antispasmodiques et y insister fortement.

Nous avons, jusqu'à ce moment, considéré cette maladie comme ayant fait paraître l'éruption et faisant apercevoir ses dispositions à la putridité ; il nous reste maintenant à considérer les événemens qu'elle présente dans sa marche, et comment nous pourrons parer à ce qu'elle offre de fâcheux.

L'altération du fluide nerveux devient de plus en plus sensible, quand l'éruption n'est pas critique. Le pouls est petit et serré, la figure pâle et les yeux éteints ; un hoquet sourd et fréquent, des sueurs gluantes locales, indiquent que la nature affaiblie cherche en vain à se débarrasser ; les seins sont flasques, l'abdomen boursoufflé ; s'il subsiste quelqu'écoulement par le vagin, il est fétide et annonce la dissolution ; une diarrhée fréquente et de couleur de café fatigue beaucoup les malades ; les urines sont décolorées, sans sédiment ; enfin, dans cette période, on apercevra le danger de la maladie, et combien la crise par la peau est plus un sujet d'inquiétude que de sécurité.

La maladie, portée à son plus haut degré, présente une infinité d'indications à remplir. C'est à l'homme instruit à saisir ce qu'il y a de plus pressant ; mais comme il subsiste de la faiblesse et du délire avec une forte propension des humeurs à la putrescence, il faut avoir recours au quinquina pour boisson et en lavemens ; continuer l'usage du musc et du camphre, appliquer de nouveaux vésicatoires si l'éruption est fugitive, ou s'il s'opère une métastase sur des parties essentielles à la vie, et que le cerveau soit toujours engourdi.

Quand la fièvre rémittente éruptive miliaire est bénigne, il faut s'en tenir à des moyens curatifs plus simples ; le camphre en pilules, un jalep le soir pour rendre les nuits plus calmes, la liqueur minérale anodine de Hoffmann, à petite dose, des lavemens émolliens, des fomentations chaudes sur l'abdomen, une tisane simple, l'interdiction des substances animales, l'air frais et libre, une extrême propreté suffisent à la curation.

Après que l'éruption a existé quelques jours à la peau, la maladie change promptement de nature; les vésicules se dessèchent, la desquamation se fait, les forces vitales reparaissent, le ventre se détend, l'écoulement lochial devient épais; et des urines blanches, abondantes en sédiment, terminent la dépuration.

Les urines étant critiques, leur sécrétion ne doit pas être troublée; elles amènent un allégement sensible de tous les symptômes; il faut au contraire l'augmenter, car souvent elles perdent en quantité ce qu'elles ont en qualité; alors les diurétiques deviennent favorables et sont même les seuls remèdes qu'on doive mettre en usage.

Cette crise étant terminée, il faut de nouveau revenir à l'emploi des purgatifs, afin d'éviter des dépôts fâcheux. Quelquefois, quand on croit cette maladie terminée, il survient des œdématies sur différentes parties, soit que la crise dépuratoire n'ait pas été complète, soit qu'il ait passé à l'intérieur une certaine quantité d'humeur morbifique cutanée imprégnée des vices de la miliaire, ou, plus vraisemblablement encore, que la terminaison de la maladie par les urines ne soit pas assez parfaite, pour débarrasser en entier les fluides de ce qu'ils contenaient d'acrimonieux. Dans cette circonstance, il y a relâchement de la fibre et empâtement du tissu cellulaire, ce qui indique l'usage des anti-laiteux, de deux jours l'un, ainsi que les pilules toniques de Bacher, pour éviter l'hydropisie ascite, qui survient quelquefois après l'éruption d'une miliaire de mauvaise nature. Mais quand même elle n'entraînerait pas après elle cette cruelle maladie, elle laisse fréquemment le tissu cellulaire abreuvé d'une certaine quantité de sérosité, qui lui ôte son ressort, en lui procurant un état d'infiltration remarquable autour des yeux, aux malléoles et dans tous les endroits voisins des grandes articulations.

Ces œdématies sont quelquefois ambulantes; elles se promènent d'une articulation

à l'autre , et affectent la marche du rhumatisme goutteux ; la peau est luisante sur les
parties douloureuses. Ces congestions partielles sont le produit des humeurs , qui
n'ont pu se faire jour au travers du tissu
de la peau ; elles se rencontrent fréquemment à la suite d'autres maladies éruptives,
particulièrement après la fièvre scarlatine
des enfans ; ce qui prouve que ces maladies
ont beaucoup de rapports qui lui sont com-
muns.

Il est difficile de prescrire tout ce qui
peut être avantageux aux différentes périodes de cette maladie dans un court essai
médical ; on ne peut atteindre ce but que
dans des consultations individuelles ; néanmoins, si l'on a pas vu la fièvre miliaire, on
pourra tirer quelques avantages de ce résu-
mé général. Il faut donner de la densité aux
fluides, chez les femmes qui sont d'un tempérament pituiteux, du ressort et de l'activité à leurs solides; remédier à l'appauvrisse-
ment du sang, chez celles qui sont épuisées

par des pertes, relever le ton de leurs fibres organiques et soutenir leur élasticité; diminuer la quantité les liquides, qui engorgent le tissu cellulaire, par les frictions sèches et les exsutoires; évacuer fréquemment par les purgatifs drastiques, quand il y a infiltration; et enfin étudier soigneusement quelle est la propension qu'indique la nature, et la favoriser par la voie qu'elle montre; la laisser à elle-même quand elle opère sans trouble et qu'elle paraît se suffire.

Les eaux minérales, soit naturelles soit artificielles, peuvent aussi devenir utiles, chaque fois que cette maladie laisse des furoncles, des dartres laiteuses, ou d'autres affections chroniques de la peau. Il est vrai que je n'ai pas devers moi aucune observation qui m'autorise à parler de leurs avantages ou de leurs inconvéniens; ce que je sais, c'est qu'il y a des auteurs très - recommandables qui les préconisent beaucoup.

La saignée est très-dangereuse dans cette affection

affection ; elle jette les malades dans une faiblesse extrême. Ses partisans citent quelques malades chez lesquelles elle a été avantageuse; mais nous croyons qu'on en peut douter : il faudrait pour cela que cette maladie n'eût pas eu cette tendance à l'ataxie qui lui est si commune ; sans cela, elle aurait été mortelle , comme elle le fut à Paris, en juillet 1757, la fièvre miliaire des nouvelles accouchées y existant d'une manière épidémique : en ville et dans les hôpitaux , la saignée a eu des conséquences funestes.

De la fièvre rémittente gastrique des nouvelles accouchées.

Maladie qui est une des plus fréquentes à la suite de l'enfantement ; elle survient le plus communément quelques jours après l'accouchement, sans causes évidentes bien sensibles. Ces malades sont prises brusquement par un frisson léger, suivi de chaleur et

8

d'altération ; elles éprouvent un mal de tête plus considérable que dans les autres affections morbifiques des accouchées ; la région gastrique est plus élevée que l'hypogastrique ; il y a fréquemment des anxiétés et des maux de cœur, ainsi qu'un sentiment d'aigreur, qui s'étend depuis l'orifice supérieur de l'estomac, jusqu'à l'arrière-gorge ; des douleurs lancinantes dans la capacité abdominale, quelquefois vagues, mais le plus ordinairement se fixant sur un seul point de cette partie, avec un caractère douloureux très-aigu ; le moindre mouvement, la toux, les évacuations ne font que l'accroître, et elles déterminent assez promptement la tuméfaction de l'abdomen.

Un autre symptôme concomitant, c'est la bouche remplie d'un fluide muqueux et l'existence des renvois acides, quand les malades se tiennent sur leur séant ; elles rendent aussi beaucoup de vents. J'ai vu cette maladie précédée de vomissemens, comme dans l'indigestion, et faire croire que ce n'était

absolument que cette passagère indisposition ; mais bientot après la multiplicité des
autres symptômes et leur gravité faisaient
revenir à des opinions moins tranquillisantes.

Toutes ces malades ont une répugnance
décidée pour les alimens solides et les substances grasses ; elles demandent avec ins-
tance des boissons froides et acides.

Les premiers jours , leur état ne présente
rien de bien alarmant ; les lochies coulent
et les seins sont tuméfiés , la langue est humide , la face sans altération ; la douleur de
tête est plutôt incommode qu'extrême ; les
urines sortent sans douleur, elles sont citronnées ; il y a habituellement constipation ;
la peau est moite et la douleur abdominale
très-peu exaspérée ; mais vers le troisième
ou quatrième jour après l'invasion , l'accès
de la fièvre ne laisse pas de rémission sensible , il est suivi de sueurs partielles. La
céphalalgie est assez violente pour empêcher
le sommeil ; il survient des disparates la nuit,
la rétropulsion des vidanges et la siccité des

seins augmentent le danger de cette position critique; le pouls se conserve haut, la langue se charge d'un limon jaune visqueux, la soif est vive, le ventre est boursoufflé. Peu après la diarrhée survient, des sueurs collicatives aigres inondent la tête et la poitrine, tandis que les extrémités sont froides. L'altération de la figure devient de plus en plus remarquable, les seins plus flasques, le pouls plus déprimé; et si les lochies coulent, elles sont d'une odeur fétide, peu abondantes, et possèdent un caractère sensible, d'une conversion morbifique. Quand la maladie est parvenue à ce degré d'intensité, tout annonce une catastrophe prochaine; le hoquet, le coma, l'ataxie, le froid des mains, l'extrême tension de l'abdomen existant ensemble, ne laissent aucun espoir de salut.

Ceci suppose une maladie laissée à elle-même, ou traitée par des moyens peu convenables. L'expérience a démontré que les vomitifs, placés dès l'invasion, avaient presque toujours obtenu les plus heureux résultats;

et même lorsque les accidens subsistaient depuis quatre ou cinq jours, leur emploi n'a pas laissé d'être fructueux.

D'autre part, la rémittente gastrique réclame encore, pour sa curation, des fomentations chaudes sur l'abdomen, des boissons tièdes sucrées, la potion huileuse kermétisée de Doulcet, les bols camphrés et des lavemens émolliens. Ces médicamens peuvent suffire, quand les évacuans ont rendu la maladie à son état de simplicité ; mais quand la rémittente affecte la marche de l'adynamique, alors ils ne peuvent plus être assez puissans ; elle exige le quinquina, les vésicatoires, le musc, le vin et tout ce qu'on peut faire d'après l'exigence des cas, pour obvier à ses plus fâcheux symptômes.

De la fièvre rémittente étique des nouvelles accouchées.

Les partisans d'une fièvre unique, à la suite de l'enfantement, peuvent attribuer toutes les affections des accouchées aux métastases lochiale et laiteuse, par des descriptions où l'imagination a plus de part que la vérité ; or, dans la maladie qui nous occupe, aucun des médecins qui a vu sa marche ne peut méconnaître qu'il y avait, avant son développement, quelques affections organiques ; et que l'accouchement, en produisant une grande secousse dans l'économie animale, n'est que la cause qui a développé ses progrès. Pour connaître parfaitement les phénomènes de la rémittente étique, il faut porter les recherches sur l'état antérieur de ces malades ; et l'on apercevra facilement que la maladie, déterminée par l'accouchement, n'est nullement l'effet d'une métastase laiteuse jetée sur la poitrine ; d'autant plus que, dans cette occurrence, les sécrétions se continuent, jusqu'à ce que la débilité du système y mette obstacle ; et que cette fièvre possède toute sa gravité, quand bien même les évacuations qui suivent l'enfantement se sont continuées comme dans les suites de couches les plus heureuses.

La fièvre étique n'a pas une invasion tumultueuse comme les autres, telles que l'adynamique, l'ataxique et la pleurétique; sa naissance est indéterminée, ainsi que sa durée. La fièvre sécrétoire laiteuse se passe comme dans les couches ordinaires; seulement l'ascension du lait aux seins est peu considérable, mais l'appétit et les forces se maintiennent jusqu'à ce qu'on croie toucher au terme de la convalescence. Cependant ces malades ne récupèrent pas la santé, une petite toux sèche et fréquente est le prélude de nouveaux accidens; la fièvre survient le soir, précédée par un sentiment de froid, qui n'est ni long, ni fort incommode; la soif n'est pas extrême, la peau est brûlante; quoique les malades se plaignent d'un état contraire; la sédation se fait remarquer le matin avec une légère moiteur, sans apyrexie complète, la fièvre affectant toujours le type rémittent.

Pendant un assez long tems de cette période, la langue parait blanchâtre à son
milieu, rouge à ses bords; les urines sont
très-colorées et déposent un sédiment copieux; les vidanges ne s'épaississent pas,
les seins, sans être flétris, sont peu gonflés;
la toux, une légère dysphnée, le coloris des
pommettes reparaissent le soir. A l'époquedu
retour de couche, que l'on désire et que l'on
attend impatiemment, comme devant opérer une mutation favorable, elle ne survient
pas; au contraire, des selles, d'une couleur
jaune et peu liées, ont lieu trois ou quatre
fois le jour; des sueurs abondantes inondent
la tête et la poitrine pendant les nuits; la
toux plus humide donne lieu à une expectoration muqueuse plus abondante; la fièvre
n'est pas très-forte, mais elle est consomp-
tive; les yeux sont ternes, les vaisseaux,
qui rompent sur la cornée, disparaissent.
L'appétit, pour les alimens solides, est plus
marqué que dans toute autre maladie des
accouchées; le ventre n'est pas douloureux;

rarement météorisé ; le cerveau jouit de toutes ses facultés. Lorsque la maladie a subsisté quelque tems avec ce caractère, la maigreur fait promptement des progrès extrêmes ; les jambes se tuméfient, la diarrhée devient plus fréquente , les sueurs plus considérables, et la fièvre vespérine plus marquée.

Il est présumable que cette maladie est le résultat de la phthisie, dont la grossesse avait suspendu les effets, et que la délivrance accélère ; comme dépendante d'une constitution primordiale, elle pourraît être considérée comme n'appartenant pas aux suites de couche, si elle ne paraissait à cette époque, et qu'on ne l'eût pas confondu avec elles, en la dénommant *fièvre puerpérale*, qui a son siége dans la poitrine, au lieu de l'intituler *phthisie à la suite de l'enfantement.*

Quoi qu'il en soit, il est bien difficile de remédier à ses accidens. Les moyens qui semblent les plus utiles, employés avec le plus grand soin, laissent peu d'espoir de succès. Devons-nous attribuer ce malheur à l'impuissance de notre art, ou à la nature incurable de cette maladie? Je crois la première assertion vraie, et j'espère qu'on pourra par la suite rendre la seconde moins équivoque.

Le traitement de la fièvre rémittente étique des nouvelles accouchées pourrait être similaire à celui de tout autre phthisique, s'il n'y avait pas chez elles des accidens particuliers, des congestions et des suppressions qui la différencient ; ce qui doit déterminer un mode à part, capable de combattre les symptômes dont elle se complique et qui réponde à la vitesse de ses progrès.

Soit que la maladie ait été précédée de catarres fréquens, d'hémophthisie, de rétropulsion d'humeurs cutanées, de vices strumeux ou scyplitiques, elle présente, à la suite des couches, les mêmes indications à remplir. Il faut tendre à modérer la toux par des boissons muqueuses, briser le spasme par l'application des vésicatoires au bras, et employer les pectoraux qu'on croira les plus appropriés.

Le premier état offre sensiblement un degré de sthénie, ce qui a quelquefois fait employer les sangsues, que l'on applique alors à l'anus, chez les femmes d'un tempérament sanguin ; mais la faiblesse succédant promptement à cette démonstration de force, il faut être très-circonspect dans leur usage.

A l'époque du retour des menstrues, elles ne paraissent pas. Ces malades sont persuadées que la toux, l'oppression et les autres malaises qu'elles éprouvent, sont dus à ce défaut d'évacuation ; des médecins même le croient aussi quelquefois. Guidés par une erreur palpable et par une complaisance funeste, ils donnent des éménagogues qui, en accélérant la circulation, augmentent les progrès de la phthisie, et ne produisent jamais l'évacuation désirée.

Les menstrues des femmes ne sont qu'un

produit exubérant de la partie rouge; quand celle-ci est diminuée par des affections organiques, et que le corps tombe dans le dépérissement, il cesse, comme il ne paraît qu'après qu'il y a déjà surabondance de nourriture et organisation complète.

Les muqueux ne parviennent pas toujours à diminuer la toux, et ils deviennent bientôt inadmissibles par la débilité du ventricule et du tube intestinal. Les vomissemens surviennent, ainsi que la diarrhée, qui nécessitent un traitement d'un autre ordre. La faiblesse, la fièvre vespérine, la perte de ton, des organes digestifs, semblent autoriser l'emploi du quinquina. Ce remède, qui convient si parfaitement dans l'asthénie et dans les fièvres d'accès réguliers, n'est pas sans danger dans cette affection des nouvelles accouchées. Il suspend momentanément, il est vrai, les accès; mais cette fièvre, qui n'est que symptômatique, montre une tendance évidente à reparaître avec plus de force, après l'usage de l'écorce du Pérou, et alors elle cause la mort avec plus de rapidité. Les bouillons restaurans, les gélatines, l'extrait d'opium, les exutoires sont les seuls remèdes convenables.

De la fièvre continue pleurétique inflammatoire des nouvelles accouchées.

La fréquence de cette maladie, à la suite des couches, a fourni l'occasion de remarquer qu'elle offre un ensemble de symptômes très-conformes à ceux que l'on observe dans les pleurésies de l'un et l'autre sexe : Doublet l'a nommée *puerpérale pleurétique*, tandis que d'autres observateurs l'ont simplement signalée comme un mode particulier de la puerpérale essentielle, affectant la poitrine.

Si l'on eût prêté une attention réfléchie aux maladies qui surviennent après l'enfantement, sans doute on aurait pu remarquer la marche régulière de plusieurs d'entre elles. Celle-ci se déclare de même que la péripneumonie, qui naît dans d'autres circonstances : frissons suivis d'une fièvre vigoureuse, rougeur de la figure et gêne de la respiration, douleur dans l'une des parties latérales de la poitrine, expectoration d'abord pénible et ensuite plus facile, quelquefois blanche et muqueuse, d'autrefois rouillée ou verdâtre ; le point douloureux souvent fixe, cependant changeant et s'étendant d'une partie sur une autre, comme depuis la sixième vraie côte, jusqu'à la clavicule, chez certains sujets. L'invasion, après la couche, est incertaine ; elle date le plus ordinairement du cinq au douzième jour ; les femmes sont toujours susceptibles de l'éprouver, tant qu'elles ne sont pas bien remises, que l'écoulement lochiale se continue, et que les sueurs sont abondantes. Son approche est très - sensible ; les malades se plaignent de gêne dans la poitrine ; elles ne peuvent se tenir couchées que la tête fort élevée et en se tenant sur le dos ; la soif est considérable, la face très-décolorée, la peau sèche et brûlante, l'œil vif et étincelant, les urines hautes en couleur, rares et sans sédiment; il existe constipation, les vidanges se suppriment, les seins deviennent flasques assez brusquement, la région abdominale se tuméfie, la douleur de la poitrine s'étend et paraît donner lieu à l'inflammation de toute la surface interne de la cavité storachique, ou médiastin, aux membranes muqueuses et à toute la surface du poumon.

Ces symptômes n'existent pas d'une manière invariable; il arrive que, dans certain cas, la douleur de côté est peu violente, et que l'expectoration s'opère sans beaucoup de difficulté. Le caractère de la maladie étant moins sthénique, il en résulte que le spasme fébrile n'est pas assez considérable pour supprimer les lochies, et pour empêcher le lait de monter à ses couloirs naturels; ce qui prévient ces épanchemens séroso-laiteux, qui forment une complication excessivement grave; de là, plus de certitude d'obtenir la résolution de l'inflammation.

La fièvre continue pleurétique des nouvelles accouchées parcourt les périodes ordinaires de ces maladies; elle se complique plus fréquemment du délire, et possède d'autres accidens dépendans de l'état particulier de ces malades; chez elle, par exemple, le produit de l'expectoration est blanc et savonneux; il n'est pas, comme dans les inflammations de la poitrine des autres individus, chargé de filets sanguins et quelquefois d'un rouge vif; ce qui donne lieu de présumer que la maladie, quoique déterminée par les mêmes causes, a cependant un principe particulier, qui en modifie un des caractères distinctifs.

Cette maladie est déterminée par l'action du froid. Les femmes en couche sont, dès les premiers jours après l'enfantement, dans un état de transpiration continuelle; cette puissance sédative, venant à agir sur la surface du corps dans des circonstances semblables, détermine la sécrétion cutanée à se porter sur les poumons; ce qui occasionne

sionne promptement les accidens inflammatoires et la difficulté de respirer qu'elles
éprouvent. Si la suppression lochiale ou
laiteuse était cause de ces phlegmasies, elles
les précéderaient toujours ; or, on observe
constamment le contraire. Les vidanges et
le lait ne se suppriment que lorsque la maladie principale a subsisté quelques jours ;
ce qui prouve évidemment que les sécré-
toires puerpérales n'ont été troublées que
par son influence ; et que si, dans la suite,
elles portent une complication grave, ce
n'est pas en particulier, mais bien d'une
manière générale, en s'accumulant dans la
capacité abdominale, et de là dans la thora-
chique ; outre cela, elle existe fréquemment, sans qu'on remarque de la diminution
dans l'écoulement des vidanges, ni dans la
sécrétion laiteuse, donc elle n'est pas due à
la métastase de ces humeurs ; en outre, elle
parcourt toutes les périodes de ces espèces
d'inflammation. Son traitement est le même
que celui des phlegmasies en général ; néan-

9

moins les saignées ne sont pas aussi nécessaires, parce que les accidens phlogistiques
font promptement place à l'ataxie et à l'adynamie.

De la fièvre intermittente quotidienne des nouvelles accouchées.

Depuis que les médecins existent, ils ont
senti l'utilité de distinguer les différentes
espèces de fièvres qui attaquent l'humanité:
heureux dans leurs tentatives, ils nous ont
donné des définitions satisfaisantes sur leur
naissance et la durée de leurs accès; ils ont
fait plus, en nous apprenant à les différencier
volontiers dès leur invasion; néanmoins la
cause des fièvres n'est pas encore connue; et
malgré la subtilité des théories modernes, je
doute qu'on parvienne à découvrir ce que la
nature nous enveloppe si parfaitement (1).

______

(1) Vide Sydenham febr. intermitt. anni 1661,
sect. 1.

Sydenham prétend même que la connaissance de sa cause productrice ne serait d'aucune utilité pour opérer la guérison de ces maladies; voici comme il s'exprime. Si la plupart des médecins, qui ont mis leur esprit à la torture pour découvrir les causes éloignées et secrètes des effets simples et sensibles, n'avaient eu que ce but et cette vue dans leurs recherches, quel riche fonds de connaissances utiles n'auraient - ils pas amassé pendant ce tems-là ? C'est une chose étrange que, durant un si long espace de tems, ils n'aient pas compris qu'ils n'étaient nullement capables de recherches si sublimes, et que toutes les connaissances certaines et vraiment utiles qu'ils pouvaient jamais se flatter d'acquérir, devaient être uniquement le fruit de l'observation et de l'expérience, tout le reste étant sujet à des discussions éternelles, comme n'existant que dans l'imagination.

Ainsi donc, nous donnerons simplement la description des phénomènes qui se remarquent à la naissance de la fièvre quotidienne intermittente des nouvelles accouchées , sans nous engager dans des discussions qui ne sont propres qu'à occuper , d'une manière plus ou moins satisfaisante, l'esprit des amateurs de système , croyant qu'il est beaucoup plus utile d'observer la marche de la maladie, et de donner tous nos soins à un ordre régulier de traitement, que d'augmenter encore les nombreux raisonnemens qui existent sur ce sujet.

Les nouvelles accouchées sont, en quelque sorte, dans un état semblable à celui des personnes qui ont d'anciens ulcères ouverts, qui rendent de la sanie; ce qui fait que fréquemment les accès de fièvre sont suivis d'accidens redoutables que With (1) avait observé. La suppression de l'écoulement lochial et la siccité des seins s'opèrent par

---

(1) With. Pratical observati. On the child bed fever au acute discases most fatal , additions. (*London,* 1787 , pag. 53).

l'excès du spasme ou par la débilité, et font naître des symptômes excessivement dangereux. La fièvre qui, avant l'accouchement, conservait son type régulier, en change promptement, et donne lieu à des complications qui en font aisément méconnaître la nature première.

Les fièvres intermittentes des accouchées paraissent être occasionnées par les vices des fluides, comme le démontre assez sensiblement le sang altéré des femmes grosses et l'abondance des humeurs du tube intestinal dans les derniers mois de la gestation, jointe à l'irritabilité nerveuse qui se fait apercevoir dans toutes les grossesses : l'action de l'air y joue un rôle principal, puisqu'on les rencontre en certaines contrées et en certain tems en beaucoup plus grand nombre.

Quelle que soit la cause qui détermine la quotidienne intermittente, elle est presque toujours antérieure à l'accouchement; les secousses de l'enfantement suspendent ses accès, et elle ne survient qu'après que la sécrétoire laiteuse a opéré sa révolution. Cette observation prouve que la nature supporte rarement deux maladies à la fois , et qu'une révolution considérable ou douloureuse peut guérir une fièvre quelconque, comme une brûlure profonde suspend les accès épileptiques.

La fièvre quotidienne intermittente est celle dont les accès reviennent tous les jours et de la même manière; elle est accompagnée des symptômes généraux de ces espèces de fièvres. Elle se distingue de la putride essentielle, en ce que ces accès sont précédés de frissons, et qu'ils reviennent tous les matins; qu'elle occasionne un mal de tête plus général; que la figure n'a pas cette empreinte d'abattement qui est si sensible dès la naissance de la rémittente putride, en ce que l'accès de chaud est beaucoup plus considérable, la soif plus pressante, et en laissant, au bout de douze heures, les malades dans un état d'apirexi parfait; de la gastrique, en ce que cette région n'est pas tendue, et qu'il

n'y a pas d'indice de sabure; de l'intermittente, en ce qu'il n'y a pas de météorisme
de l'abdomen , ni tranchée ni diarrhée.
Dans l'une et l'autre de ces maladies, il y
a fréquemment suppression de lait et de
lochies, ce qui ne s'observe pas dans la fièvre
quotidienne; de plus, le pouls est beaucoup
plus élevé dans cette dernière que dans les
affections putrides. Ces fièvres, en outre,
n'ont que des rémissions, tandis que la quotidienne a des intermissions complètes ; elle
excite des sueurs générales; les autres, au
contraire, n'en procurent que de partielles.

Quand cette maladie survient dans le printems, elle n'a pour l'ordinaire que cinq à
sept accès ; dans l'automne, elle dure communément plus long-tems. On remarque
qu'elle est commune dans les endroits
aqueux, marécageux, et qu'elle survient
dans les tems où l'humidité de l'air est plus
marquée.

Cette maladie peut être laissée à elle-même
sans de grands inconvéniens, tant qu'elle a

une marche régulière dans ses accès , surtout pendant les cinq premiers ; mais elle exige toute l'attention des médecins quand le frisson est de longue durée, et qu'elle ne laisse, au lieu d'intermission, que de la rémission ; quand les accès de froid s'avancent les uns des autres, qu'elle supprime les lochies et le lait, qu'elle occasionne le vomissement, que les sueurs ne sont pas générales ; que le ventre se tend et devient douloureux , alors elle peut devenir aussi fâcheuse que les autres maladies qui affectent les accouchées.

On fera donc facilement la distinction de la fièvre quotidienne intermittente d'avec les autres fièvres que nous avons décrites, surtout en observant que la naissance de la quotidienne est antérieure à l'enfantement, et qu'elle est extrêmement rare aux suites médiates des couches, en observant sa marche dès son début, en considérant qu'elle possède tous les caractères qui désignent parfaitement une intermittente

simple, qui peut arriver dans d'autres circonstances, et en attribuant, quand elle
change de caractère, la tendance qu'ont les
fièvres intermittentes à devenir rémittentes,
principalement la quotidienne, qui se change
en continue chaque fois qu'elle survient
dans des circonstances et une saison peu favorables, ou bien quand, par un traitement
indiscret, on en change la nature, en imprimant de fortes secousses à la machine,
ou par d'autres causes qui portent une impression fâcheuse sur le système nerveux.

Les vomitifs sont des remèdes si avantageux dans presque toutes les affections
des accouchées, qu'il faut encore les mettre
en usage dans la fièvre quotidienne qui les
attaque; et cela d'autant plus volontiers, que
leur effet est aussi favorable dans les fièvres
intermittentes saburales en général; ils éva-
cuent les matières contenues dans l'estomac,
expriment la liqueur des conduits biliaire
et pancréatique, nettoient le duodénum et
quelquefois une grande portion des intestins,

produisent une secousse de tous les viscères de l'abdomen, y facilitant la circulation et favorisant leurs différentes sécrétions ; ce qui devient d'autant plus avantageux dans cette circonstance, que la fièvre intermittente quotidienne est produite par la disparution des humeurs, et que rien n'est plus utile dans le traitement qui suit la délivrance, que de maintenir les évacuations lochiale et laiteuse.

Pour cet effet, on fera prendre quinze jours d'ipécacuanha dès l'invasion du froid du second accès, parce qu'il faut être assuré que le premier n'est pas dû à une fièvre éphémère ; le vomissement souvent copieux qui survient alors, fait succéder la chaleur, et met fin par conséquent au frisson ; on aide son action par beaucoup d'eau tiède, et on laisse la malade à elle-même pendant le cours de l'accès.

Il faut observer soigneusement si le vomitif rend la fièvre plus intense et de plus longue durée ; alors on en suspend l'usage,

pour s'en tenir simplement aux antiphlogistiques généraux ; dans le cas contraire, et
suivant l'abondance des évacuations obte-
nues, on en recommence l'usage une fois
seulement, pour passer ensuite à celui des
laxatifs doux dans l'instant d'intermission.

Les laxatifs peuvent être répétés deux ou
trois fois, selon les effets avantageux qu'on
en retirera ; après cela, on aura recours au
quinquina dans les intermissions, en substance ou en décoction, mais toujours après
le cinquième accès, pour que son effet soit
sûr et sans inconvénient.

(1) Le quinquina sera continué long-
tems pour éviter les récidives.

Nous venons de donner succinctement le
traitement de la fièvre quotidienne des nouvelles accouchées, qui conserve son carac-

____

(1) Vide Senac de methodo observandâ in corticis
peruviani usu. Cap. VIII, pag. 343.

tère d'intermittente, nous allons maintenant poursuivre celui qui est convenable quand elle change de type et devient plus dangereuse.

La fièvre quotidienne se change souvent en continue. Quand elle a pris cette marche, il faut prescrire les antiphlogistiques et la diète. Ce traitement suffit: la nature fait la curation, quand on ne l'entrave pas.

Elle peut aussi devenir rémittente; il faut alors que les médecins soient attentifs au mode de ses accès ; principalement qu'ils observent avec la plus grande attention si l'apirexie est complète dès le premier ac-cès, si le frisson est de plus longue durée dans le second, si les traits de la figure paraissent changés dans l'intervalle d'un accès à l'autre, s'il survient une diarrhée colliquative dans la sédation, des vomis-semens bilieux spontanés, si le ventre se boursouffle et que les vidanges se suppriment, si le lait ne monte pas aux seins et qu'il fasse rétropulsion après y avoir paru , si les nuits sont fatigantes et les accès de chaleur accompagnées du délire , si les sueurs ne sont que partielles, s'il y a une prostration de forces considérable après l'usage des purgatifs : quelques-uns de ces symptômes suffisent pour donner des présomptions que la maladie prendra un caractère plus grave.

Quand on s'apercevra que la fièvre rémittente quotidienne a de la tendance à devenir putride ou rémittente , il faut sur-le-champ avoir recours au quinquina à grande dose , soit que les vomitifs ou laxatifs aient été mis en usage ou non. Cette fièvre alors veut être traitée comme l'hémitrite. Ce serait perdre un tems précieux que de suivre la marche ordinaire; il faut préserver la vie du danger qui la menace , rétablir l'oscillation des vaisseaux et la sensibilité de l'extrémité des nerfs; sans cela, cette fièvre donne lieu au délire , auquel succède le coma ; la léthargie et la mort fréquemment, dans le

cinquième ou sixième paroxysme du froid, et
même quelquefois plutôt (1).

Le quinquina en substance ou en décoction, et à grande dose, sera le remède principal; il ne manque le plus souvent son effet
que parce qu'on le donne avec parcimonie;
il ne faut pas se fier aux extraits, soit qu'ils
soient préparés avec l'esprit-de-vin, l'eau ou
l'eau-de-vie; une longue ébullition prend sur
la propriété de cette écorce; l'extrait sec,
d'après la méthode du comte de la Garaie,
est transparent et en petites écailles brillan-
tes d'une couleur rouge-pâle; ce qui est évidemment dû à ce que la substance résineuse
du quinquina a subi quelqu'altération pendant sa préparation. D'ailleurs, les apo-
thicaires se servent fréquemment, pour leur
extrait, de quinquina gris de mauvaise qualité; d'autres encore, moins délicats, em-
ploient celui qui a servi aux décoctions;

---

(1) Vide Muguet bibliothecæ medico - praticæ.
tom. I, pag. 432.

ce qui doit empêcher les médecins d'avoir beaucoup de confiance aux extraits, quels qu'ils soient.

Le délire exige l'application d'un grand vésicatoire à la nuque, les lavemens de quinquina avec le vin émétique; le boursoufflement du ventre existe chaque fois que les fonctions du cerveau sont troublées; ce qui obligera de faire des fomentations sur la capacité abdominale avec la décoction des fleurs de camomille, l'absinthe, le quinquina concassé et autres plantes de semblable propriété bouillies dans le vin.

Si les accidens persévèrent, on se conduira en raison de leur gravité, en combattant les symptômes septiques par le quinquina, la sabure et le coma par des lavemens purgatifs, les accidens nerveux par le musc, la teinture anodine d'Hoffmann suivant les diverses indications.

Après que la fièvre intermittente quotidienne a subsisté quelque tems sans changer de marche, elle disparaît spontanément, et souvent sans qu'on ait fait usage d'aucun médicament; alors elle procure, mais rarement, cependant plus souvent qu'aucune autre fièvre des nouvelles accouchées, une affection grave, qui est l'aliénation d'esprit, soit que le cerveau ait été considérablement affecté par le levain fébrile, soit que le système nerveux étant continuellement dans un état de souffrance pendant la gestation, soit que les pertes étant excessives après l'enfantement chez des tempéramens débiles, affectent toute l'économie animale, il survient une légère aberration dans les idées, sans fièvre et sans tension du bas-ventre. Peu à peu, la raison s'égare davantage, et les malades sont dans un délire permanent. Puzos (1) regarde cet accident comme provenant de l'infiltration laiteuse dans la substance du cerveau. « Le lait, dit-il, à force d'y arriver et d'y séjourner,

------

(1) Puzos, troisième mémoire sur les dépôts laiteux, page 389.

rend

rend aisément variqueux les vaisseaux qu'il engorge; et la mollesse de cet organe ne le met point en état de comprimer assez ces vaisseaux pour leur rendre leurs ressorts, et pour faire avancer les liqueurs arrêtées.

Malgré toute la déférence qu'on doit avoir pour les gens célèbres, nous différons tellement de manière de voir avec Puzos, que nous ne pouvons nous dispenser de donner nos doutes sur ses assertions, et de prouver que, quoique nous ayons considéré cette maladie comme dépendante d'autres causes, nous avons aussi des succès à faire remarquer.

Toutes compressions exercées sur le cerveau occasionnent le coma; or, si le lait s'infiltrait dans les vaisseaux de la dure-mère, il est constant que les affections comateuses en seraient nécessairement la suite; au contraire, les nouvelles accouchées n'éprouvent que la lésion des fonctions intellectuelles de l'esprit, celle des sensations et un jugement erroné; il n'existe donc pas une compression du cerveau, puisque les signes pathognomoniques qui la dénotent ne se font pas apercevoir, mais bien une débilité mentale dépendante de la faiblesse de la puissance nerveuse.

Nous avons fréquemment l'occasion de remarquer les erreurs du jugement, sans qu'il existe aucun vice apparent dans les organes des sens. Ces fausses perceptions sont dépendantes de l'état particulier du cerveau, sans aucune cause mécanique, comme quand le délire survient par une forte impression sur le siége des nerfs, ainsi que le défaut de perception et la faiblesse du jugement, après de grandes hémorragies et de longues maladies.

La propension au sommeil, que l'on remarque si constamment dans l'apaxarque, est due à la faiblesse de l'action vitale, quoique la sérosité inonde toutes les parties : on ne voit pas survenir le coma ; ce qui prouve que les fluides peuvent être fort abondans, sans s'épancher et former compression sur le cerveau. Dans l'aliénation d'esprit des nouvelles accouchées, la capacité abdominale n'est pas inondée de sérum laiteux; pourquoi le cerveau le serait-il? Et s'il l'était, comment ne ferait-il pas paraître les accidens qui caractérisent la compression? Il est, je pense, beaucoup plus naturel d'attribuer le jugement dépravé et l'association bizarre des idées à son défaut d'excitement sur quelques-unes de ses parties, plutôt qu'à la pression occasionnée par la présence du fluide laiteux. Le traitement employé par les partisans de la compression laiteuse a eu des succès, et a en quelque sorte justifié leur prévention; mais celui que j'ai mis en usage d'après ma manière de considérer cette maladie, en a eu aussi; d'où il faut conclure que bien des maladies se guérissent par des moyens qu'on aurait cru nuisibles, si l'on eût toujours connu son caractère, et que tout ce qui peut porter un ébranlement sur la vitalité, peut devenir favorable au rétablissement de l'équilibre,

Le quinze floréal an dix, je fus consulté pour la femme d'un fermier. Cette femme était âgée de vingt-quatre ans, et accouchée depuis trente-quatre jours de son premier enfant ; elle est d'une bonne constitution, les chairs vives, ni trop ni trop peu d'embonpoint, les muscles fermes, ayant toujours joui de la meilleure santé avant les événemens dont j'ai à rendre compte.

— Dans les derniers quinze jours de la gestation, elle fut attaquée de la fièvre quotidienne vers les huit heures du matin ; cet accès finit assez avant dans la nuit, et laissa une intermission complète. La malade se leva le lendemain de bonne heure ; elle se disposait à manger, quand le frisson et les symptômes, avant-coureurs de la fièvre, se manifestèrent ; elle vomit un peu de bile en se mettant au lit ; son mari, inquiet sur les suites de cette indisposition, fit appeler un chirurgien, qui, s'apercevant par le détail qu'on lui donna de ce qui s'était passé la veille, jugea que c'était une intermittente, ne prescrivit à la malade qu'une ample boisson antiphlogistique ; et, eu égard à l'état avancé de la grossesse, n'ordonna ni vomitif, ni laxatif. La fièvre persista avec un type fort régulier jusqu'à la délivrance, qui fut courte et heureuse. Le lait monta aux seins dès le deuxième jour, et tout se passa à souhait jusqu'au neuvième jour après l'accouchement.

A ce période, la fièvre reparut comme auparavant à la même heure et avec les mêmes symptômes, sans supprimer le lait ni les vidanges : on fit de nouveau appeler le même chirurgien, qui alors prescrivit un vomitif pour le lendemain dans l'accès du froid de la fièvre, purgea la malade plusieurs fois, fit prendre le quinquina, et après seize jours de ce traitement, la fièvre disparut tout-à-fait.

Quatorze jours après la cessation de la fièvre, la malade eut une vive altercation avec la sœur de son mari ; elle se mit dans une colère extrême ; elle éprouva, quand cet accès fut passé, un tremblement dans les jambes, qui la contraignit de s'asseoir et de se coucher plutôt qu'à l'ordinaire; la nuit elle se leva, se plaignit qu'on l'écoutait et qu'il y avait quelqu'un dans sa chambre; son mari cherche à la désabuser et à lui prouver qu'elle se trompait; on eut de la peine à la faire remettre au lit; néanmoins elle obéit. Le lendemain, elle voulut vaquer à ses affaires ordinaires; mais on s'aperçut bientôt qu'elle avait l'esprit aliéné; et sans faire des extravagances, elle portait sur les objets un jugement différent d'autre fois, et contraire à tous ceux qu'en auraient porté des personnes en santé.

C'est dans ce tems qu'on me fit voir la malade; je lui trouvai le pouls dans son état naturel, la langue propre, le ventre souple, l'écoulement lochial terminé; mais la figure avait une impression niaise, les yeux idiots, et tout l'ensemble présentait le plus parfait miroir de la sottise; je m'informai de son mari si cela lui était naturel; et si, au dérangement près des fonctions intellectuelles, elle n'avait rien de changé; sa réponse fut que son épouse était méconnaissable depuis quelques jours, et qu'ordinairement elle avait la figure expressive, les yeux vifs, et une conversation agréable.

Je commençai par prescrire à cette malade une forte décoction de valériane sauvage pour boisson ordinaire, six pilules soir et matin, faites avec musc, un gros; camphre, deux gros; assa-fœtida, succin et castor de chaque, un gros; sirop de pivoine, quantité suffisante pour des pilules de quatre grains.

Une diète légère, l'abstinence du vin et du café, l'exercice en plein air, la tranquillité de l'esprit, autant que possible, voilà ce que je recommandai.

Le lendemain, lavemens purgatifs, bains de jambes soir et matin, continuation de l'usage des pilules, infusion de feuilles d'orange pour boisson.

Le troisième jour, même traitement, vésicatoire à la nuque.

Pendant douze jours que les vésicatoires

suppurèrent, les mêmes moyens en usage, avec un avantage très-sensible.

Après dix - huit jours de soins, les bains entiers. Guérison complète au bout de vingt-quatre jours, sans l'emploi des vomitifs ni des purgatifs.

Nous avons plusieurs exemples de l'efficacité de ce traitement.

Il y a des circonstances où la fièvre quotidienne paraît sans intermission, ou avec des rémissions peu sensibles; elle est accompagnée de symptômes inflammatoires et d'un délire furieux; le pouls est haut, vif, l'artère bien rempli; il existe une douleur de tête opiniâtre, qui répond à un endroit particulier de la boîte osseuse; cette douleur se déclare le plus communément à l'époque de la révolution-laiteuse; d'autre fois, dès le jour de l'accouchement. Les malades n'éprouvent ni stupeur, ni coma; la figure est colorée, les yeux sont vifs et brillans; il n'y a aucun indice de sabure; le ventre n'est ni tendu, ni douloureux; les lochies néanmoins se suppriment promptement, les seins sont dépourvus de lait, les urines abondantes sans couleur; les sueurs se font rarement apercevoir; la peau est sèche et brûlante.

Cette maladie survient sans avoir été précédée d'aucunes indispositions remarquables, et quelquefois dans les couches les plus heureuses; le délire n'est pas toujours très-violent dans l'invasion; il y a des femmes qui paraissent bien à tous égards, auxquelles il survient de la difficulté dans la prononciation; d'autre fois elles parlent beaucoup, et avec un ton de voix menaçant, qui est promptement suivi d'un délire dangereux.

Le genre de cette fièvre peut se rapporter à la synoque; mais, comme nous l'avons déjà observé, les évacuations particulières à l'accouchement étant supprimées, changent entièrement l'état de ces malades et le type de la fièvre ; ce qui fait que, quel que soit le genre de fièvre qui survient après l'enfantement, quand les sécrétions lochiale et laiteuse disparaissent, elles donnent à la maladie un caractère particulier, qui est principalement remarquable par la détumescence des seins et la tuméfaction de l'abdomen.

Il y a deux états distincts qui affectent plus ou moins vivement les fonctions du cerveau à la suite des couches ; le premier n'est qu'un dérangement des fonctions intellectuelles perceptibles long-tems après l'enfantement ; le second est une inflammation vive dépendante de la présence du fluide laiteux dans les vaisseaux de la dure-mère sur quelque point du cerveau. Quand les nouvelles accouchées n'éprouvent que la faiblesse de la puissance nerveuse, cette maladie doit être considérée comme due aux lésions de la faculté de juger, par la débilité de l'organe qui jouit de cette propriété. Cette affection ne peut, en aucune manière, être regardée comme due à la présence d'un fluide quelconque épanché dans l'intérieur du crâne, puisque les signes qui caractérisent la compression ne s'y font pas remarquer ; savoir, l'engourdissement, la propension au sommeil, des paralysies partielles, et un état considérable de stupeur et d'embarras dans la tête.

L'autre, au contraire, possède un caractère évident d'inflammation; la rougeur de
la figure, la douleur violente de la tête, le
délire furieux, tous ces accidens dénotent
sensiblement la présence d'un sérum acrimonieux exerçant sa malignité sur le cerveau;
ce qui fait une grande différence entre ces
deux maladies. L'une est chronique, et n'occasionne que des aberrations dans les idées;
l'autre est aiguë et accompagnée de transport.

Il est très-important de faire ces distinc-
tions dans la pratique médicale, parce que
le dérangement des fonctions intellectuelles
exige d'autres remèdes que l'inflammation
du cerveau: dans le premier cas, c'est une
maladie vive causée par des humeurs hétérogènes, qui agissent comme substance cor-
rosive, et produisent une maladie semblable,
par ses phénomènes, à la frénésie; dans l'autre, c'est la débilité de la puissance nerveuse
dépendante des pertes excessives, des impressions fâcheuses, des passions violentes,

ou de toute autre cause qui possède la propriété d'agir fortement sur les nerfs et d'en
troubler l'harmonie.

L'inflammation du cerveau, qui survient
peu après l'enfantement, veut être com-
battue par des saignées plus ou moins répé-
tées, suivant la violence des accidens et les
forces des malades; il n'importe qu'elles
soient pratiquées au bras ou ailleurs; la dé-
rivation et la révulsion sont des chimères;
que l'évacuation sanguine s'opère, et on atteint le but proposé. Après la saignée, les accidens diminueront indubitablement; s'il en
reste encore de légers, il faut appliquer les
sangsues aux temporaux, pour les faire disparaître en entier.

La malade sera mise à une diète sévère;
on fera des fomentations chaudes sur le bas-
ventre, pour rappeler les vidanges; les bains
de jambes, soir et matin, ne seront pas négli-
gés, ainsi que de faire prendre beaucoup
de boisson antiphlogistique.

Les antispasmodiques les plus puissans ne

produisent que des effets fâcheux dans l'inflammation aiguë du cerveau des nouvelles
accouchées ; les tisanes de même propriété ne conviennent nullement; les bains
entiers peuvent déterminer une apoplexie
laiteuse qui devient promptement mortelle;
les vésicatoires ne doivent pas être mis en
usage dans les vives inflammations, malgré
que, depuis peu, on les prodigue à l'invasion
de l'érysipèle.

La cure de l'inflammation aiguë, chez les
femmes en couche, consiste dans l'emploi
des saignées, surtout chez les femmes ro-
bustes, des bains de jambes et d'une ample
boisson délayante. Les vomitifs pourraient
occasionner une réplétion plus grande des
vaisseaux du cerveau; et par cette raison, ils
doivent être bannis du traitement. Les purgatifs doux peuvent être favorables quand
l'inflammation est détruite; mais si les vidanges reparaissent et que l'ascension du
lait aux seins s'opère, il sera inutile de les
mettre en usage.

L'aberration dans les idées exige d'autres soins. Souvent cette maladie parait quand les lochies ont coulé suffisamment, et que la montée du lait s'est opérée à souhait; ce qui prouve que ce ne sont point ces fluides rétropulsés qui troublent le cerveau.

Les accidens étant moins vifs, et survenant à un terme le plus souvent éloigné de l'accouchement, on ne peut regarder cette maladie comme étant d'une nature inflammatoire. Le pouls est naturel, le ventre souple, la langue humectée, et toutes les fonctions, excepté celle du jugement, s'opèrent comme dans l'état de santé le plus parfait; il n'y a donc aucun organe de lésé, ni amas humoreux sensible; ce qui doit déterminer le médecin à s'occuper à rétablir la force nerveuse, comme dans les autres affections mentales qui surviennent dans d'autres circonstances qui existent sans fièvre et sans trouble des autres fonctions, de même que dans les maladies nerveuses dépendantes des passions chez les autres individus.

On fera raser la tête de la malade, pour faire trois frictions par jour sur cette partie, avec la teinture de l'ellébore noir faite à l'esprit - de - vin.

On appliquera un grand vésicatoire à la nuque, dont on maintiendra la suppuration par les moyens usités.

On prescrira les bains de jambes soir et matin, composés avec des substances stimulantes, particulièrement la moutarde.

La malade prendra pour boisson une infusion de feuilles d'oranger, avec l'eau de fleurs d'orange, par cuillerée à café dans chaque tasse de cette infusion froide.

Après la suppuration des vésicatoires, les accidens subsistans, elle sera fréquemment purgée avec les drastiques, si le ventre n'est pas trop sensible; dans le cas contraire, on se servira des laxatifs ordinaires.

Le musc, le camphre, l'assa-fœtida, le castor seront employés en pilules, unis ensemble pendant tout le cours de la maladie; mais après l'action des vésicatoires et du purgatif, il convient de prescrire les bains entiers, de s'en tenir à l'usage des antispasmodiques en pilules et en tisane.

Les lavemens stimulans sont aussi nécessaires ; on les composera avec les feuilles de séné et le vin trouble émétique.

Des fièvres intermittentes en général des nouvelles accouchées.

Les fièvres tierce, quarte, doubles ou simples, l'irrégulière, sont des maladies qui se font facilement distinguer par la marche de leurs accès et les différens intervalles de chacun d'eux. Comme ces fièvres n'ont rien de particulier d'avec celles qui peuvent attaquer tous les individus, tant qu'elles conservent leur type régulier, nous renvoyons, pour les descriptions générales de leurs phénomènes (1), aux auteurs qui ont traité cet

____

(1) Voyez Torti, Senac, Sauvage et Werlhof.

objet

objet *ex-professo* , ne pouvant nous occuper ici que des accidens qu'elles entraînent après elles à la suite des couches, savoir, la rétropulsion du lait et la suppression des vidanges, les dépôts dans diverses cavités et aux articulations, les douleurs rhumatisantes, les suppurations internes, l'infiltration du tissu cellulaire et l'hydropisie, maladies le plus souvent dues à l'état particulier des femmes à la suite de l'enfantement, à cause de l'impression fébrile qui détermine les métastases.

Presque toutes les fièvres intermittentes sont antérieures à l'enfantement, circonstance qui les fait différer essentiellement de celles qui surviennent médiatement après la couche; elles paraissent être dues à l'irritabilité nerveuse pendant la gestation, et à la surabondance de l'humeur bilieuse; d'autre fois à la répercussion de quelque virus; ce qui donne souvent lieu à l'hydropisie; mais le plus communément elles se compliquent d'accidens vermineux et putri-

des ; le mauvais régime de la grossesse , l'ha-
bitation dans des lieux malsains , la mollesse , la nourriture succulente , les humeurs
acquises ou héréditaires , les habitudes dangereuses , et l'influence si puissante des causes
morales , en changent souvent le caractère ,
et font naître , à la suite des intermittentes
de la grossesse , des maladies très compli-
quées après l'enfantement.

C'est donc à une impression fébrile de
mauvaise qualité qu'on doit attribuer la rétropulsion du lait et des vidanges. La fièvre
sécrétoire laiteuse est déterminée pour un
but utile , qui est l'ascension du lait aux seins ;
par conséquent , c'est une maladie nécessaire ;
mais le levain des intermittentes est d'autant
plus dangereux , qu'ayant été suspendu pendant les premiers jours des couches , et que
reparaissant quand la nature s'occupe des
sécrétions , le premier accès de froid survenant avec violence , le spasme fébrile les
supprime ; ce qui rend les rémittentes adynamiques plus fréquentes chez celles qui

ont éprouvé les intermittentes pendant leur grossesse, que chez celles qui n'en ont ressenti aucune atteinte ; et aussi ce qui démontre bien clairement que , sans aucune cause productrice de fièvre , les suites de couches se termineraient selon les lois de la nature.

Les suppressions ne surviennent qu'autant que les intermittentes changent de type. Il est certain que , tant qu'elles sont régulières, les vidanges coulent et l'ascension aux seins s'opère. Le phénomène des rétropulsions est semblable à celui qui se fait chez les individus qui ont quelques humeurs susceptibles d'être résorbés par le spasme fébrile ; il n'y a de différence que la mobilité et la faiblesse des nerfs des nouvelles accouchées, ainsi que dans l'abondance et la qualité des fluides.

En considérant soigneusement l'état des femmes en couche soumises depuis quelque tems aux accès de fièvre intermittente, il est constant qu'on doit avoir pour elles beaucoup plus de crainte que pour tout autre malade.

Cette secousse de l'enfantement change l'état général du système; et les écoulemens particuliers, qui sont l'apanage de cette situation, deviennent une source féconde pour la naissance de diverses maladies, et font aisément changer les intermittentes en rémittentes pernicieuses.

Malgré ce qui vient d'être observé, nous sommes loin de croire que la tuméfaction de l'abdomen soit toujours due aux dépôts laiteux dans cette cavité, puisque souvent le météorisme précède les suppressions; et celles-ci ne s'opèrent que quand le ventre a acquis certain volume; ce qui fait présumer que ce boursoufflement est occasionné par l'état d'irritabilité du tube intestinal, devenu excessivement sensible par les tranchées qui suivent les couches les plus heureuses, sans la présence d'aucune humeur hétérogène épanchée. Ceci devient d'autant plus admissible, que fréquemment les fièvres intermittentes occasionnent cette tuméfaction, et que, dans d'autres circons-

tances, le bas - ventre des nouvelles accouchées, quoique très-volumineux , se dissipe
quand les douleurs colliquatives disparaissent, et sans évacuations sensibles ; enfin
que cette maladie se guérit souvent sans que
le lait reparaisse à ses couloirs naturels et
sans aucun dépôt.

Si l'on admet la similitude des fièvres intermittentes des nouvelles accouchées avec
celles des autres individus, c'est reconnaître
qu'elles doivent être soumises au même
traitement; avec cette différence que les
évacuations laiteuse et utérine étant supprimées par l'action fébrile, procurent divers
accidens qui donnent lieu à une complication de maladies qui doivent être examinées,
de manière à reconnaître celles qui sont dépendantes des suites de la fièvre, et celles qui
ont pour cause le mélange des humeurs supprimées, et circulant dans la masse générale
des fluides.

Quand un accès de froid suspend l'écoulement lochial, lors même que ce serait vingt

à trente jours depuis l'accouchement, les femmes courent le plus grand danger, s'il ne reparaît aussitôt que le spasme a cessé; on peut croire qu'une portion de ce fluide s'est mêlée au sang pendant sa rétention, et qu'il a pu lui communiquer des qualités pernicieuses. Il est vrai qu'un médecin peut difficilement assurer que tout le fluide des vidanges ne s'est pas évacué après la couche, parce qu'il y a eu suppression dans les accès de froid. Cet écoulement est sujet à tant de variations dans son abondance et dans sa durée, qu'il n'est pas aisé de s'assurer si son évacuation est complète; mais il reste toujours à présumer que les suppressions s'étant opérées autant de fois qu'il y a eu de paroxysmes, il peut en résulter un levain étranger, qui, ou se portera en dehors, ou occasionnera des affections dyssentériques, le marasme, des engorgemens lymphatiques, une fièvre lente, l'obstruction du mésentère, des inflammations articulaires, ou d'autres maladies, suivant sa propension à se porter sur telle ou telle partie , et d'après le plus ou moins de force de la part de la nature.

Non modo puerperas morbi celeres, verùm etiam lenti, attingunt. Non nunquam longo post partum tempore , imò donec vixerent malè habent (1).

En reconnaissant, avec Morgagni, combien il est vrai que les maladies aiguës des femmes, à la suite des couches, laissent souvent de longues traces de leur existence; nous ne pouvons néanmoins les suivre, dans leur état chronique, avec tous les soins qu'elles exigent. Cet exposé n'étant destiné qu'à la description des fièvres des nouvelles accouchées dans le premier instant de leur existence, il ne nous reste maintenant qu'à présenter un ordre de traitement pour cette période.

Nous avons fait remarquer que la plupart des femmes affectées d'intermittentes, à la suite de leur délivrance, étaient soumises à

______

(1) Vide Morgagni de sedibus et caus. morbor. lib. III, epist. anat. medic. 48, n. 46.

cette même maladie dans les derniers tems de la gestation; néanmoins la tendance qu'ont les nouvelles accouchées à recevoir l'impression des épidémies, peut faire qu'après que la révolution laiteuse s'est opérée, elles soient aptes à acquérir les maladies régnantes, surtout dans l'automne et au printems, quand les intermittentes sont communes. Si elles en sont attaquées pendant que l'écoulement lochial subsiste, elles retombent par là dans le même cas de celles qui en éprouvent des accès avant l'accouchement; ce qui nous oblige de prendre en considération cet état particulier.

La guérison des intermittentes des femmes accouchées récemment consiste dans le maintien libre des fonctions de l'écoulement lochial, et l'ascension du lait aux seins pendant les paroxysmes, à prévenir l'atonie et le spasme des vaisseaux de la surface du corps pendant ce tems de faiblesse, à maintenir les sueurs qui suivent l'augmentation de l'action du cœur et de la chaleur générale, à suivre exactement la propension que montre la nature pour telle ou telle sécrétion, et à l'aider dans l'indication qu'elle présente, à rester dans l'expectative s'il n'y a pas d'accident grave, pour obtenir une crise d'autant plus parfaite, qu'elle sera moins sollicitée.

Le moyen de rendre le paroxysme moins violent, c'est d'augmenter l'action du cœur et de la circulation à l'approche de l'accès de froid, quand les malades éprouvent une lassitude générale, des frissons, l'abattement de l'esprit et un sentiment de faiblesse et de langueur considérable.

On parviendra à remplir en partie ces indications, en faisant coucher chaudement la malade, en introduisant dans l'estomac une grande quantité d'infusion de chardon béni très-chaude, en donnant douze grains d'ipécacuana, si l'estomac est chargé de crudité ; ce qui suffit souvent pour détruire le spasme externe et exciter les sueurs ; à aider son effet par beaucoup d'eau tiède. Il

faut tenir les seins couverts de mousseline
ou de laine, faire des applications fréquentes
de linge chaud sur le bas-ventre, pour maintenir l'écoulement lochial, tenir de l'eau
très-chaude aux pieds pendant tout le tems
du frisson.

Dans cette circonstance, l'action du cœur
est très-affaiblie; les fluides se portent avec
moins de force vers les extrémités, et la
faiblesse est toujours proportionnée au
degré de froid qui la précède. C'est donc
en abrégeant cet accès qu'on peut remédier
aux suppressions, qui ne manqueraient pas
d'avoir lieu, si on laissait subsister long-
tems l'état spasmodique, occasionné par
l'action de la puissance sédative du froid,
dépendante de la manière d'agir du levain
fébrile sur le siège de la vitalité.

Nous n'avons, jusqu'à cet instant, considéré la fièvre que dans sa première manière
d'agir; nous allons successivement décrire
sa marche, pour établir, avec méthode, les
moyens qu'il faut mettre en usage dans

chacun des phénomènes successifs qu'elle présente.

L'action du froid est suivi plus ou moins promptement de celui de chaud; celui-ci est d'abord remarquable, parce qu'il termine le premier. Alors le pouls devient haut et souple, l'altération est considérable, la figure colorée, la tête douloureuse; il y a fréquemment diminution ou même suppression complète des vidanges, avec moins d'abondance de lait aux seins; ce qui annonce que le spasme est encore très-fort. Dans ce second état, il faut prescrire les antiphlogistiques propres à diminuer l'altération, et s'en tenir simplement à ce traitement.

Après quelques heures de cette position gênante, où la respiration est difficile, la bouche brûlante par le dessèchement des fluides qui l'abreuvaient, il survient un autre état. La peau s'humecte; il s'élève de tout le corps une vapeur chaude et humide; une douce transpiration s'établit sur toute l'habitude du corps; les urines coulent librement, le spasme général cesse ; le pouls devient moins fréquent ; il est gros et souple ; les vidanges reparaissent ; le vomissement n'a plus lieu ; les malades se trouvent mieux à tous égards ; quelquefois le lait suinte abondamment par les mamelons.

Le traitement est le même, dans cette période de la fièvre, que dans celle qui l'a précédé ; seulement on couvre un peu plus les malades pour favoriser la sueur. Comme les lochies coulent après la cessation du spasme, on supprime l'application des linges chauds sur l'abdomen, et on fait prendre, dans la sédation, douze grains de safran infusé à la manière du thé, dans quatre onces d'eau, afin d'augmenter l'écoulement lochial.

Voilà le plus grand nombre de symptômes que présentent les fièvres intermittentes régulières, quelle que soit leur nature, la quarte, la tierce double ou simple, quand leurs accès sont déterminés ; elles n'offrent des différences qu'en raison du plus ou moins

d'éloignement de leur retour, et une guérison d'autant plus difficile, que les accès reviennent moins souvent.

Comme les fièvres intermittentes, en général, consistent en plusieurs paroxysmes
réitérés, on doit faire attention que chaque
paroxysme est une maladie complète; l'écoulement lochial supprimé, avec siccité des
seins, étant les accidens les plus graves qui
puissent survenir chez les nouvelles accouchées, les remèdes ne doivent avoir pour
objet que d'empêcher ces suppressions, en
obviant à la prolongation du spasme, et doivent être variés suivant la nature des indications, comme, dans la suite, il faut avoir
pour but principal d'empêcher le retour de
ces mêmes paroxysmes.

Les nouvelles accouchées, affectées d'intermittentes, ne peuvent être soumises à un
traitement capable de suspendre l'accès de
fièvre dès les premières fois qu'il paraît. Je
crois qu'il y aurait du danger d'employer le
quinquina dans l'invasion, sans avoir aupa-

ravant fait précéder les boissons délayantes et les purgatifs. Les digestions des femmes enceintes sont vicieuses, et l'état de faiblesse et de malaise général de l'estomac dans les premiers tems de la gestation, sont des causes propres à donner un caractère bilieux aux maladies qui suivent la délivrance; il est donc essentiel de nettoyer les premières voies dans cette occasion; d'ailleurs les purgatifs préviennent l'irritation. Je sais que les évacuations multipliées diminuent le ton du système, augmentent le spasme extérieur, suppriment la transpiration, et peuvent arrêter le cours des vidanges par la faiblesse qu'elles procurent; mais il ne faut pas les rendre excessives, et ces désordres ne surviendront pas.

Il faut être attentif aux déterminations humorales et aux congestions vers les viscères de l'abdomen, qui peuvent survenir dans les intermittentes des nouvelles accouchées. Comme le tissu cellulaire de ces parties est lâche, ces déterminations sont promptement accompagnées d'épanchemens, qui changent la nature de la maladie, et lui impriment un grand degré de putridité; ce qui doit décider le médecin à faire usage des laxatifs dès l'invasion des intermittentes, avant d'employer le spécifique de la fièvre.

Chaque fois qu'une intermittente est régulière dans sa marche, elle peut être traitée simplement par les antiphlogistiques et les purgatifs doux, particulièrement quand l'écoulement lochial ne se supprime pas, et que le lait monte aux seins; mais si l'on remarque que l'abdomen devienne tendu et douloureux, il faut rendre les boissons laxatives par le tartre émétique, et attendre la diminution de la tension et de la douleur pour donner le quinquina.

Il existe, dans le commencement de toutes les intermittentes, une assez forte constriction spasmodique, non-seulement pendant le tems du paroxysme, mais même quelquefois pendant celui d'apyrexie, surtout chez les nouvelles accouchées: c'est pourquoi on ne doit recourir au quinquina que quand cette constriction a été modérée par un certain nombre de paroxysmes, et que quand la détermination vers la surface commence à se rétablir. On parvient à ce but en faisant prendre beaucoup de boisson tiède, les vomitifs et les laxatifs, tant que subsiste cette diathèse inflammatoire. Cette règle ne souffre d'exception que dans le cas où il y a des signes évidens d'une grande faiblesse, et que les suppressions sont constantes; alors on peut employer le quinquina dès le commencement des intermittentes, sans que les purgatifs l'aient précédé.

Il faut être en garde contre la théorie de Brown sur le caractère qu'il attribue généralement aux fièvres; il n'est pas vrai qu'elles soient des maladies asthéniques, comme il l'affirme, et qu'elles doivent toutes, quand elles ont des apyrexies, être traitées par les excitans. Quelles que soient les causes de la fièvre, elle présente le plus communément, dès son invasion, une disposition phlogistique

tique qu'on ne peut méconnaître par la sécheresse de la peau, l'altération vive, l'augmentation du ton des vaisseaux sanguins, la
fréquence du pouls, sa dureté et le spasme.

Nous établissons pour règle que le quinquina ne doit être employé, dans les intermittentes régulières des nouvelles accouchées, qu'autant qu'il y a déjà eu plusieurs
accès, et que l'apyrexie est complète, que les
boissons antiphlogistiques ont été adminis-
trées, ainsi que les purgatifs.

Pour que le quinquina soit avantageux et
sans inconvénient, il faut le faire prendre,
le plus près possible, de l'accès de froid, et
à des doses convenables. Il est bon d'observer qu'il ne manque quelquefois son effet,
que parce qu'on le donne à trop petite dose,
ou dans des tems peu favorables.

Après que l'accès a disparu, il est indis-
pensable de le faire continuer, surtout aux
mêmes heures où la fièvre avait habitude de
se montrer ; sans cela elle reparaîtrait de
nouveau, principalement si elle tient au cli-

mat ou à l'épidémie régnante. Cette précaution est nécessaire pendant les quinze premiers jours après la disparition de la fièvre.

Chaque fois qu'il se forme un dépôt soit
aux seins, aux aines ou aux extrémités, la
fièvre intermittente devient continue; la formation du pus est opérée par ce moyen : ces
dépôts sont de véritables crises, et doivent
être considérés comme l'élaboration du venin fébrile ; ils n'exigent pas d'autre traitement que le phlegmon. La fièvre étant occasionnée par eux, elle disparaît à l'abcédation.
Cette fièvre doit être traitée par les remèdes
locaux, la diète et les antiphlogistiques ; tous
autres moyens peuvent avoir des conséquences funestes.

Il en est de même du rhumatisme aigu,
des nouvelles accouchées; c'est s'abuser
étrangement que de le considérer comme
dépendant de l'acrimonie laiteuse, puisque
cette maladie a la même marche et les
mêmes symptômes après la couche, que
dans toute autre circonstance; elle veut être

traitée par les mêmes moyens. Les anti-laiteux n'agissent que comme purgatifs, et les propriétés qu'on leur attribue sont purement gratuites.

Le rhumatisme aigu des femmes nouvellement accouchées est une maladie inflammatoire, dépendante de la suppression de la transpiration, en raison des variations de l'atmosphère, sans aucunes causes laiteuse ou lochiale; elle se fait remarquer principalement au printems et en automne, quand ces variations sont plus fréquentes, de même que chez les autres individus. Cette maladie veut être traitée à la suite de l'enfantement, comme dans un autre tems; on fera prendre tous les jours à la malade quatre livres de petit lait clarifié, tiède, jusqu'à ce que les accidens inflammatoires disparaissent. S'il reste quelques douleurs qui annoncent le rhumatisme chronique, comme cela est très-fréquent, on fera prendre tous les trois ou quatre jours un laxatif ordinaire, jusqu'à la disparition des accidens; et tous les soirs, trois heures après les derniers alimens, douze grains de la poudre de Dover ; on substituera au petit lait la tisane de saponaire.

Dans tout le cours de la maladie, on évitera les stimulans, surtout les bois sudorifiques, qui donnent toujours plus d'intensité à l'inflammation.

Les intermittentes produisent quelquefois l'empâtement du tissu cellulaire et l'anasarque.

Les femmes pituiteuses, les cacochymes, qui ont la fibre molle et lâche, sont extrêmement affaiblies par le travail de l'enfantement, par les évacuations de la couche, et par l'action du venin fébrile ; les houpes nerveuses de la peau se relâchent ; ses vaisseaux capillaires s'affaissent et ses pores s'effacent ; la matière de la transpiration, qui est toujours fort abondante chez les nouvelles accouchées, est retenue à la superficie de la peau, faute d'une continuation de ressort nécessaire à son excrétion.

Cette matière, n'ayant pas d'issue, reste

dans le tissu cellulaire, l'engorge et l'inonde de toute part, et fait naître l'hydropisie. Cette maladie est commune en certaines contrées; elle est particulière à la fièvre quarte, quoique pouvant survenir à la suite de toutes les intermittentes.

L'hydropisie, qui suit les couches, doit être soumise au même traitement que celle qui arrive à la suite des fièvres; il faut augmenter l'évacuation des urines par les diurétiques, et les alvines par les purgatifs drastiques.

Les fonctions de la peau sont nulles; c'est en vain qu'on sollicite la transpiration; néanmoins les boissons tièdes, les frictions sèches sur les extrémités, ne doivent pas être négligées.

Presque toutes les maladies chroniques qui surviennent après l'enfantement, sont dues à d'autres causes qu'aux métastases lochiale ou laiteuse, principalement la timpanite, qui arrive par le relâchement des membranes vasculeuse et nerveuse de l'estomac et des intestins, qui n'opposent à l'air qu'une résistance passive : elles doivent être traitées comme le prescrivent les médecins qui s'en sont occupés particulièrement, sans avoir égard aux circonstances antérieures.

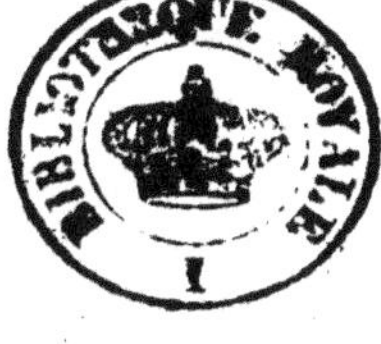

FIN.

A Saint-Denis, de l'Imprimerie de P. ALLUT.

TABLE
DES MATIÈRES.

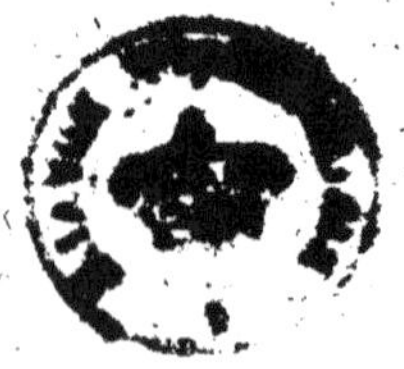